Akshay Dhobley
Supratim Ghosh

Meios de diagnóstico avançados para o cancro oral

Akshay Dhobley
Supratim Ghosh

Meios de diagnóstico avançados para o cancro oral

ScienciaScripts

Imprint

Any brand names and product names mentioned in this book are subject to trademark, brand or patent protection and are trademarks or registered trademarks of their respective holders. The use of brand names, product names, common names, trade names, product descriptions etc. even without a particular marking in this work is in no way to be construed to mean that such names may be regarded as unrestricted in respect of trademark and brand protection legislation and could thus be used by anyone.

Cover image: www.ingimage.com

This book is a translation from the original published under ISBN 978-620-6-77506-5.

Publisher:
Sciencia Scripts
is a trademark of
Dodo Books Indian Ocean Ltd. and OmniScriptum S.R.L publishing group

120 High Road, East Finchley, London, N2 9ED, United Kingdom
Str. Armeneasca 28/1, office 1, Chisinau MD-2012, Republic of Moldova, Europe
Printed at: see last page
ISBN: 978-620-8-28627-9

Meios de diagnóstico do cancro oral

Índice

Introdução

INTRODUÇÃO

Em medicina, o termo diagnóstico (plural, diagnósticos) tem duas definições distintas no dicionário. A primeira definição é :

"O reconhecimento de uma <u>doença</u> ou condição pelos seus <u>sinais</u> e <u>sintomas</u> exteriores" [1], enquanto a segunda definição é :

"A análise da(s) causa(s) <u>fisiológica</u>(s)<u>/bioquímica</u>(s) subjacente(s) de uma doença ou patologia" ^]²

Simplificando, é o processo de identificação de uma condição médica ou doença através dos seus sinais, sintomas e dos resultados de vários procedimentos de diagnóstico. A conclusão alcançada através deste processo é designada por diagnóstico. O termo "critérios de diagnóstico" designa a combinação de sinais, sintomas e resultados de exames que permite ao médico determinar o diagnóstico da respectiva doença.

A palavra DIAGNÓSTICO (/dai9g¹ n9ʋsɪs/) deriva, através do latim, da palavra grega δrdγrγνωσκειν, que significa discernir ou distinguir. Esta palavra grega é formada a partir de δrd, que significa separado, e γrγνωσκεrν, que significa aprender.

O verbo é diagnosticar e uma pessoa que diagnostica é chamada de diagnosticador.

O trabalho de um médico é conhecer o corpo humano e as suas funções em termos de normalidade (homeostase).

As quatro pedras angulares da medicina diagnóstica, cada uma delas essencial para a compreensão da homeostase, são:

Anatomia (a estrutura do corpo humano)

Fisiologia (funcionamento do corpo),

Patologia (o que pode correr mal com a anatomia e a fisiologia)

Psicologia (pensamento e comportamento).

Patologia deriva de duas palavras gregas, "pathos" que significa sofrimento e "logos" que significa Estudo.

A patologia é o estudo científico da estrutura e da função do corpo na doença. Trata das causas, dos mecanismos de efeito e da natureza da doença. [1]

Subdivisões da Patologia [3]:-

Patologia humana,

Patologia vegetal,

Patologia veterinária,

Patologia das aves de capoeira, etc.

A patologia humana é o maior ramo da patologia, que é convencionalmente dividida em Patologia Geral, que trata dos princípios gerais da doença, e Patologia Sistémica, que inclui o estudo de doenças relacionadas com órgãos e sistemas específicos do corpo.

A patologia anatómica é um dos dois ramos da patologia, sendo o outro a patologia clínica, que consiste no diagnóstico de doenças através da análise laboratorial de fluidos corporais. Os procedimentos utilizados na patologia anatómica incluem:

- EXAME EM GROSSO - o exame dos tecidos doentes a olho nu. Isto é importante especialmente para grandes fragmentos de tecido, porque a doença pode muitas vezes ser identificada visualmente. É também nesta fase que o patologista seleciona as áreas que serão processadas para histopatologia. Por vezes, o olho pode ser ajudado com uma lupa ou um estereomicroscópio, especialmente quando se examinam organismos parasitas.

- Histopatologia - exame microscópico de secções de tecido coradas, utilizando técnicas histológicas. As colorações padrão são a hematoxilina e a eosina, mas existem muitas outras. A utilização de lâminas coradas com hematoxilina e eosina para fornecer diagnósticos específicos com base na morfologia é considerada a competência principal da anatomia patológica. A ciência da coloração de secções de tecidos é designada por histoquímica.

Patologia cirúrgica

A patologia cirúrgica é a área de prática mais significativa e demorada para a maioria dos patologistas anatómicos. A patologia cirúrgica envolve o exame macroscópico e microscópico de espécimes cirúrgicos, bem como de biópsias apresentadas por não-cirurgiões, como internistas gerais, subespecialistas médicos, dermatologistas e radiologistas de intervenção.

Patologia oral e maxilofacial

A subespecialidade de médicos dentistas com formação, em vez de médicos, pode ser certificada por um conselho profissional para praticar Patologia Oral e Maxilofacial.

Citopatologia

A citopatologia é uma subdisciplina da patologia anatómica que se ocupa do exame microscópico de células inteiras e individuais obtidas a partir de esfregaços ou de aspirados com agulha fina. Os citopatologistas são treinados para efetuar aspirados com agulha fina de órgãos, massas ou quistos localizados superficialmente e são frequentemente capazes de fornecer um diagnóstico imediato na presença do doente e do médico consultor. No caso dos testes de despistagem, como os esfregaços de Papanicolaou, os citotécnicos não médicos são frequentemente contratados para efetuar revisões iniciais, sendo apenas os casos positivos ou incertos examinados pelo patologista.

Patologia molecular

A patologia molecular é uma disciplina emergente da patologia anatómica que se centra na utilização de técnicas baseadas em ácidos nucleicos, como a hibridação in situ, a reação em cadeia da polimerase com transcriptase reversa e os microarrays de ácidos nucleicos para estudos especializados de doenças em tecidos e células. A patologia molecular partilha alguns aspectos da prática com a patologia anatómica e clínica, sendo por vezes considerada uma disciplina "cruzada".

Patologia da autópsia

Os patologistas anatómicos gerais têm formação na realização de autópsias, que são utilizadas para determinar os factores de doença que contribuem para a morte de uma pessoa. As autópsias são importantes para a formação médica contínua dos médicos e para os esforços de melhoria e verificação da qualidade dos cuidados médicos. Os assistentes de patologia são pessoas não médicas que ajudam os patologistas na parte da dissecção macroscópica da autópsia. A área recentemente criada dos assistentes de patologistas assumiu o papel de Diener e contribui muito para o pré-diagnóstico de doenças no laboratório de patologia. As autópsias representam menos de 10% da carga de trabalho dos patologistas típicos nos Estados Unidos.

Patologia forense

Os patologistas forenses recebem formação especializada para determinar a causa da morte e outras informações legalmente relevantes dos corpos de pessoas que morreram em circunstâncias não médicas ou potencialmente criminosas. As autópsias constituem uma grande parte, mas não a totalidade, do trabalho do patologista forense, e os patologistas forenses são ocasionalmente consultados para examinar um sobrevivente de um ataque criminoso.

A histopatologia continua a ser o cerne do diagnóstico de doenças. A confirmação tecidular das doenças avaliadas desta forma continua a ser a norma e é o "padrão de ouro" com o qual todos os outros métodos são comparados. O facto de as profissões dentária e médica dependerem do diagnóstico microscópico de doenças para orientar o tratamento dos doentes atesta a relevância e fiabilidade contínuas da histopatologia[4].

A aplicação de métodos moleculares à microscopia de tecidos tem a capacidade de melhorar as nossas capacidades de diagnóstico e a nossa compreensão dos mecanismos subjacentes às doenças orais que afectam os nossos pacientes. Os avanços na tecnologia molecular terão um impacto significativo em todas as especialidades dentárias. A histopatologia e a patologia molecular desempenham papéis complementares na prática atual e futura da patologia oral e maxilofacial cirúrgica[4].

O cancro oral é tradicionalmente definido como carcinoma de células escamosas do lábio, cavidade oral e orofaringe. A taxas actuais, serão diagnosticados em 2006 cerca de 30 000 casos nos Estados Unidos e mais de 400 000 casos em todo o mundo, o que o torna a sexta neoplasia maligna mais comum no mundo[5].

Apesar dos numerosos avanços no tratamento, a sobrevivência aos 5 anos manteve-se em cerca de 50% nos últimos 50 anos[6]. Este mau prognóstico deve-se provavelmente a vários factores. Em primeiro lugar, o cancro oral está frequentemente associado ao desenvolvimento de múltiplos tumores primários. A taxa de segundos tumores primários nestes doentes, 3-7% por ano, é mais elevada do que em qualquer outra neoplasia maligna. Esta caraterística levou Slaughter a propor que múltiplos tumores primários individuais se desenvolvem independentemente no trato aerodigestivo superior como resultado da exposição crónica do epitélio da mucosa de revestimento a agentes cancerígenos, uma teoria conhecida como "campo de cancerização"[6].

Embora esta teoria não seja aceite por todas as autoridades, os doentes com cancro oral que vivem cinco anos após a doença primária inicial ter sido diagnosticada e tratada têm até 35% de hipóteses de desenvolver pelo menos um novo tumor primário durante esse período. Para sublinhar a importância desta complicação, a causa mais comum de insucesso do tratamento e de morte em doentes com cancro oral é o seu segundo tumor primário. Em segundo lugar, a fraca sobrevivência entre os doentes com cancro oral também pode ser atribuída ao grau avançado da doença no momento do diagnóstico, com mais de 60% dos doentes a apresentarem-se nos estádios III e IV. Estas estatísticas desanimadoras parecem perversas, uma vez que a doença surge principalmente no epitélio oral superficial, que é facilmente acessível ao exame visual e tátil direto.

É inevitável a conclusão de que pelo menos algumas lesões são ignoradas ou passam despercebidas pelos doentes, pelos profissionais de saúde ou por ambos. Em parte, este facto pode dever-se a uma compreensão ou consciência incompleta de que mesmo pequenas lesões assintomáticas podem ter um potencial maligno significativo[6].

O cancro oral é um dos poucos tipos de cancro em que é possível obter biópsias em todas as fases da progressão do cancro.

Consequentemente, é possível definir um modelo de progressão genética desta doença. O trabalho pioneiro de caraterização das alterações genéticas no cancro colorrectal realizado por Fear on e Vogelstein tornou-se um paradigma para outras neoplasias humanas.

Pensa-se atualmente que o CCEO segue um padrão semelhante no seu desenvolvimento, sendo precedido por lesões pré-malignas como a leucoplasia, a displasia, a eritroplasia, o líquen plano e a fibrose submucosa oral (OSMF).

A natureza exacta das alterações genéticas que ocorrem em cada etapa é ainda

não é claro, mas Califano et al. descreveram um modelo preliminar de progressão molecular do CECP.

As taxas de sobrevivência a cinco anos para os cancros da boca, língua, orofaringe e laringofaringe raramente excedem os 40%. O envolvimento dos gânglios linfáticos regionais é o fator de prognóstico mais importante para o cancro oral[7].

Uma abordagem a este problema consistiria em melhorar a capacidade dos profissionais de saúde oral para detectarem lesões potencialmente malignas ou lesões cancerosas relevantes na sua fase mais precoce ou mais incipiente. Este objetivo poderia ser alcançado através de uma maior sensibilização do público para a importância do rastreio oral regular ou de exames de despistagem de casos para identificar cancros e pré-cancros pequenos e assintomáticos (prevenção secundária)[6].

Outra estratégia seria o desenvolvimento e a utilização de meios auxiliares de diagnóstico que pudessem ajudar o dentista geral ou o especialista em medicina dentária a identificar ou avaliar mais rapidamente as lesões orais persistentes de significado biológico incerto.

Esta compilação examinará o papel dos exames de rastreio no cancro oral e analisará a literatura relativa aos testes ou técnicas de diagnóstico atualmente disponíveis que supostamente ajudam na deteção e no diagnóstico de lesões cancerosas orais.

Perspetiva histórica

O quadro 1.1 resume toda a cronologia da evolução da especialidade de patologia.

FROM RELIGIOUS BELIEFS TO RATIONAL APPROACH (ANTIQUITY TO AD 1500)			
S.N.	NAME AND COUNTRY	PERIOD	MAJOR CONTRIBUTIONS
01.	Hippocrates (Greece)	460-377 BC	• Permanently dissociated medicine from religious mysticism
		53 BC-7 AD	• Started study of patient's symptoms as method of diagnosis.
			• Stressed moralistic attitude for practice of medicine ('Hippocratic oath')
02.	Cornelius Celsus (Rome)	200 AD	• Described 4 cardinal signs of inflammation (redness, heat, swelling, pain)
03.	Charaka and Sushruta (India)	130-200 AD	• Disequilibrium of Dhatus (elements constituting the body) as the cause of disease.
04.	Claudius Galen (Rome)		• Postulated humoral theory i.e. disease results from imbalance of four body fluids.

ERA OF GROSS PATHOLOGY (AD 1500 TO 1800)			
05.	Marcello Malpighi (Balogna)	1624-1694	Father of histology.
			Described malpighian layer of skin, malpighian corpuscles in spleen and presence of capillaries.
06.	Von Leeuwenhoek (Hollad)	1632-1723	Invented the first microscope.
			Introduced histological staining in 1714.
			First described spermatozoa, red blood cells and giardia.
07.	Giovanni B Morgagni (Italy)	1682-1771	Introduced clinicopathologic correlation (CPC) in the study of disease.
08.	Sir Percival Pott (England)	1714-1788	Identified first occupational cancer (chimmey soot) as carcinogenic agent.
09.	John Hunter (Scotland)	1728-1793	Introduced pathology museum in the study of disease.
10.	Edward Jenner (France)	1749-1823	Introduced inoculation for smallpox.
11.	Xavier Bichat (France)	1771-1802	Divided study of pathology into General Pathology and Systemic Pathology.
12.	Mattew Baille (England)	1760-1823	Authored first ever systematic textbook of morbid anatomy.
13.	R.T.H. Laennec (France)	1781-1826	Described several lung diseases such as various tuberculous lesions of lungs, bronchiectasis.
			Described cirrhosis of liver (later called Laennec's cirrhosis)
			Invented stethoscope.
14.	Carl F. von Rokitansky (Germany)	1804-1878	Conducted 30,000 autopsies.
			Described acute yellow atrophy of the liver.
			Monograph on diseases of arteries and congenital heart defects.
15.	Richard Bright (England)	1789-1858	Described non-supportive nephritis (glomerulonephritis)
16.	Thomas Addison (England)	1793-1860	Described chronic adrenocortical insufficiency (Addison's

			disease)
17.	Thomas Hodgskin (England)	1798-1866	Described complex of lymphoreticular involvement called Hodgkin's disease.
ERA OF TECHNOLOGY DEVELOPMENT AND CELLULAR PATHOLOGY (AD 1800 TO 1950s)			
18.	Rudolf Virchow (Germany)	1821-1905	Father of cellular pathology.
			Introduced histopathology as a diagnostic branch by his cellular theory.
			Described etiology of embolism (Virchow's traid - slowing of blood stream, changes in the vessel wall, changes in the blood itself), metastatic spread of tumours (Virchow's lymph node), diseases of blood (especially leukarmias)
19.	Julius Cohnheim (Germany)	1839-*1884	Introduced frozen section.
20.	Louis Pasteur (France)	1822-1895	Discovery of disease-causing micro-organisms.
21.	G.H.A. Hansen (Germany)	1841-1912	Identified first ever disease-causating organism, leprosy (Hansen's) bacillus.
22.	Paul Ehrlich (Germany)	1854-1915	Ehrlich's test for urobilinogen; developed stains for cells and bacteria, laid foundations of immunology and haematology.
23.	Christian Gram (Denmark)	1853-1938	Developed bacterial stain.
24.	D.L. Romanowsky (Russia)	1861-1921	Developed stain for blood film employing eosin and methylene blue derivatives.
25.	Robert Koch (Germany)	1843-1910	Koch's postulate, discovered tubercle and cholera bacilli.
26.	Sir William Leishman (England)	1865-1926	Leishman stain for blood film, LD bodies in leishmaniasis.
27.	Robert Feulgen (Germany)	1884-1955	DNA staining.
			Founder of cytochemistry and histochemistry.
28.	Karl Landsteiner (USA)	1863-1943	Described human blood groups in 1901.
29.	Ruska and Lorries.	1933*	First developed electron microscope.

30.	George N. Papanicolaou (USA)	1883-1962	Father of exfoliative cytology.
			Developed Pap smear for detection of cervical cancer in 1930s.
31.	William Boyd (Canada)	1995-1979	Author of widely read textbooks: Textbook of Pathology and Pathology for Surgeons for over 50 years.
MODERN PATHOLOGY (1950s TO DAWN OF 21ST CENRTURY)			
32.	Watson and Crick	1953*	Described the structure of DNA
33.	Tijo and Levan	1956*	Identification of chromosomes and their correct number of humans (46)
34.	Nowell and Hagerford	1960*	Philadelphia chromosome in CML i.e. t(9;22)
35.	Gall & Pardue, Buongiorno-Nardelli & Amaldi, and John et al	1969*	In Situ Hybridization
36.	Paul Berg	1972*	Recombinant DNA technique.
37.	Kary Mulis	1983*	Introduced polymerase chain reaction (PCR).
38.	Barbara McClintock	1983*	Discovered flexibility and dynamism of DNA.
39.	Ian Wilmut (Scotlant)	1997*	Cloned sheep named Dolly; set in the era of mammalian cloning.
40.	NIH, US& Welcome Trust	2000*	Mappling of the human genome consisting of the approximately 80,000 genes.
41.	Ian Wilmut	2004*	Therapeutic cloning of human embryos for use in treating motor Neuron disease; era of human stem cell research.

Indica o ano da sua descoberta

Estudo das doenças dos animais em comparação com as do homem.

A patologia humana é o maior ramo da patologia. Está convencionalmente dividida em Patologia Geral, que trata dos princípios gerais da doença, e Patologia Sistémica, que inclui o estudo de doenças relacionadas com órgãos e sistemas corporais específicos. Com o avanço dos instrumentos de diagnóstico, cujos princípios gerais são descritos no capítulo seguinte, a especialidade de patologia passou a incluir as seguintes subespecialidades:

A. HISTOPATOLOGIA. A histopatologia, usada como sinónimo de patologia anatómica, anatomia patológica ou anatomia mórbida, é o método clássico de estudo e ainda o mais útil que resistiu ao teste do tempo. O estudo inclui as alterações estruturais observadas a olho nu, designadas por alterações macroscópicas ou macroscópicas, e as alterações detectadas por microscopia de luz e eletrónica, apoiadas por numerosos métodos especiais de coloração, incluindo técnicas histoquímicas e imunológicas, para chegar ao diagnóstico mais preciso. A patologia anatómica dos tempos modernos inclui super-especialidades como a patologia cardíaca, a patologia pulmonar, a neuropatologia, a patologia renal, a patologia ginecológica, a dermatopatologia, a patologia gastrointestinal, a patologia oral, etc. A patologia anatómica inclui as seguintes 3 subdivisões principais

1. **A patologia cirúrgica** ocupa-se do estudo dos tecidos retirados do corpo vivo. Constitui a maior parte do material tecidular para o patologista e inclui o estudo de tecidos por técnicas de inclusão em parafina e por secção congelada para diagnóstico rápido.

2. O trabalho de **patologia forense** e autópsia inclui o estudo de órgãos e tecidos removidos após a morte. Neste trabalho, o patologista tenta reconstituir o curso dos acontecimentos, tal como ocorreram no doente e culminaram na sua morte. O diagnóstico anatómico post mortem é útil ao clínico para melhorar os seus conhecimentos sobre a doença e o seu julgamento. O significado de um exame post mortem cuidadoso pode ser resumido no velho ditado "os mortos ensinam os vivos

3. **A citopatologia,** embora seja um ramo da patologia anatómica,

desenvolveu-se como uma subespecialidade distinta nos últimos tempos. Inclui o estudo das células que se desprendem das lesões (citologia esfoliativa) e a citologia aspirativa por agulha fina (CAAF) de lesões superficiais e profundas para diagnóstico.

B. HAEMATOLOGIA. A hematologia ocupa-se das doenças do sangue. Inclui a hematologia laboratorial e a hematologia clínica; esta última abrange também o tratamento dos doentes.

C. PATOLOGIA QUÍMICA. A análise dos constituintes bioquímicos do sangue, da urina, do sémen, do líquido cefalorraquidiano, etc., está incluída neste ramo da patologia.

D. IMUNOLOGIA. A deteção de anomalias no sistema imunitário do organismo compreende a imunologia e a imunopatologia.

E. PATOLOGIA EXPERIMENTAL. Esta define-se como a produção de doenças no animal experimental e o seu estudo. No entanto, todos os resultados do trabalho experimental em animais podem não ser aplicáveis ao homem devido às diferenças entre espécies.

F. PATOLOGIA GEOGRÁFICA. O estudo da diferença na distribuição da frequência e do tipo de doença em populações de diferentes partes do mundo constitui a patologia geográfica.

G. A GENÉTICA MÉDICA. Este é o ramo da genética humana que se ocupa da relação entre hereditariedade e doença. Registaram-se desenvolvimentos importantes no domínio da genética médica, por exemplo, no que se refere aos grupos sanguíneos, aos erros informáticos do metabolismo, às aberrações cromossómicas nas malformações congénitas e nas neoplasias, etc.

H. PATOLOGIA MOLECULAR. A deteção e o diagnóstico de anomalias ao nível do ADN da célula estão incluídos na patologia molecular. Os recentes avanços na técnica de biologia molecular resultaram na disponibilidade destes métodos não só para fins de investigação, mas também como uma ferramenta na patologia de diagnóstico.

AUXILIARES DE RASTREIO E DE LOCALIZAÇÃO DE CASOS

Exame oral convencional (COE)

Biópsia por escovagem oral

Eoludine azul

Velscópio

Vizilite

Mrcrolux DL

Espectroscopia de Fluoroscência

Espectroscopia de dispersão elástica

Espectroscopia Raman

Meios de rastreio

O rastreio de doenças tem uma definição precisa e implica uma intervenção de cuidados de saúde estruturada e contínua, destinada a detetar a doença numa fase assintomática, em que a sua evolução natural pode ser prontamente interrompida, se não for curada.

Foi definida como: **"a aplicação de um teste ou testes a pessoas aparentemente isentas da doença em causa, a fim de distinguir as que provavelmente têm a doença das que provavelmente não a têm".**

O fator importante é que a despistagem envolve a verificação da presença de doença numa pessoa que não apresenta sintomas. Alguns programas de rastreio do cancro estabelecidos demonstraram reduzir significativamente a morbilidade e a mortalidade dos doentes.

No controlo do rastreio, **a deteção de casos é definida como um teste ou método de diagnóstico que é aplicado a um doente que apresenta sinais ou sintomas anormais, a fim de estabelecer um diagnóstico e levar o doente a tratamento.**

No passado, o rastreio (deteção) e a pesquisa de casos (diagnóstico) foram muitas vezes utilizados erradamente como sinónimos em estudos epidemiológicos destinados a determinar a prevalência de uma determinada doença numa população específica. Neste caso, o termo rastreio será utilizado para designar um método ou teste aplicado a pessoas assintomáticas para detetar uma doença e a deteção de casos referir-se-á à aplicação de um teste ou procedimento de diagnóstico a um doente com uma lesão identificada.

Caraterísticas dos testes de rastreio versus testes de diagnóstico

Screening	Diagnosis
Applied to asymptomatic groups	Applied to symptomatic individuals
Lower cost per test	Higher cost; all necessary tests applied to identify disease
Lower yield	Higher probability of case detection
	Failure to identify true positives can delay treatment and worsen prognosis

CRITÉRIOS PARA O RASTREIO E PARA OS TESTES DE RASTREIO

Devido às implicações em termos de custos e ao potencial de sobrediagnóstico (resultado falso positivo), são necessários critérios rigorosos para avaliar os programas de rastreio e determinar a sua adequação.

Critérios para a implementação de um programa de rastreio

- A doença deve constituir um problema de saúde importante
- Deve estar disponível um tratamento aceite para os doentes com doença reconhecida
- Devem estar disponíveis meios de diagnóstico e tratamento
- Deve existir uma fase latente ou sintomática inicial reconhecível
- Deve estar disponível um teste adequado
- O teste deve ser aceitável para a população
- A história natural da doença deve ser adequadamente compreendida

- Deve haver uma política acordada sobre quem deve ser tratado

como paciente

- O programa de despistagem deve ser eficaz (em termos de custos)
- O processo de rastreio deve ser um processo contínuo e não um

  projeto "de uma vez por todas".

Uma vez que o cancro oral preenche, pelo menos, três destes critérios, parecem justificar-se medidas de rastreio para esta doença. No entanto, é improvável que os programas de rastreio do cancro oral sejam implementados sem um maior apoio científico da sua eficácia. Além disso, há uma série de caraterísticas que devem ser consideradas no desenvolvimento de um teste de rastreio ideal.

Caraterísticas de um bom teste de despistagem

Um teste de despistagem deve:

1. Ser simples, seguro e aceitável para o público
2. Detetar a doença no início da sua história natural
3. Detetar preferencialmente as lesões susceptíveis de progredir
4. Detetar lesões que são tratáveis ou em que uma intervenção evitará

   a progressão
5. Têm um valor preditivo positivo elevado e baixos níveis de falsos

   negativos (sensibilidade elevada).

Ao avaliar uma publicação individual no que respeita à eficácia de um determinado teste de rastreio/diagnóstico, devem ser consideradas várias questões importantes.

Perguntas para avaliar estudos sobre testes de rastreio ou diagnóstico do cancro oral

O estudo:

1. Fornecer uma base de comparação válida (utilização de um padrão de ouro adequado?)
2. Fornecer uma comparação de testes consistente e cega com o padrão de ouro adequado?
3. Examinar uma população de doentes adequada ao objetivo do teste?
4. Utilizar examinadores representativos do alvo ou dos prestadores clínicos primários do teste?
5. Demonstrar provas de que o teste pode distinguir o cancro/pré-cancro de outras doenças (especificamente)?
6. Fornecer pormenores suficientes sobre o teste, o seu desempenho e o grupo de doentes para permitir a sua reprodução por outros?

Em primeiro lugar, os resultados do estudo são válidos? Um critério importante para avaliar a validade de um teste seria determinar se este foi ou não comparado com um **"padrão de ouro"** aceite. Para efeitos de rastreio, o padrão pode consistir no exame e na avaliação clínica por um especialista clínico com formação em diagnóstico, como um patologista oral e maxilofacial ou um especialista em medicina oral. Para efeitos de deteção de casos ou de diagnóstico, o padrão de ouro reconhecido é a **biopsia com bisturi.**

Em segundo lugar, tanto o novo teste ou tecnologia como o padrão de ouro foram avaliados em todos os sujeitos e de forma independente e cega?

Em terceiro lugar, a população do estudo representa um espetro adequado de doentes aos quais o teste de diagnóstico será aplicado na prática clínica?

Em quarto lugar, o estudo foi realizado pelos profissionais com maior probabilidade de realizar o teste de despistagem num consultório ou para os quais o auxiliar de diagnóstico foi concebido? A maioria das autoridades concordaria que os resultados obtidos por um grupo de especialistas seriam provavelmente diferentes, possivelmente de forma significativa, dos resultados obtidos por generalistas ou auxiliares dentários.

Em quinto lugar, pode o teste de rastreio/diagnóstico distinguir entre a doença em causa (neste caso: displasia oral e/ou cancro oral) e outras doenças não cancerosas?

A importância deste critério pode ser apreciada recordando o desenvolvimento do antigénio carcino-embrionário (CEA) como um potencial instrumento de rastreio do cancro do cólon. Verificou-se que o CEA estava acentuadamente elevado na maioria dos doentes com cancro do cólon em fase tardia. Por outro lado, foram encontrados níveis mais baixos ou indetectáveis em doentes sem cancro do cólon, o que sugere que o CEA pode ser um biomarcador bem sucedido para esta doença maligna.

Infelizmente, estudos posteriores determinaram que os doentes com doença em fase inicial não expressavam níveis aumentados de CEA. Assim, os estudos iniciais sofreram de "viés de espetro", ou seja, os doentes avaliados nesses estudos não eram representativos de toda a população de interesse. Além disso, os níveis aumentados de CEA também podiam ser encontrados em doenças não malignas do trato gastrointestinal, pelo que o CEA foi abandonado como biomarcador de rastreio do cancro do cólon.

Por último, os métodos do ensaio ou da tecnologia são descritos com pormenor suficiente para permitir a reprodução do estudo por outros? Esta última questão é extremamente importante para determinar a viabilidade e a reprodutibilidade do teste. No mínimo, o relatório deve incluir uma descrição adequada da coorte de doentes estudados, uma descrição da forma como o exame ou teste de rastreio foi realizado e uma explicação pormenorizada da forma como o teste foi analisado e interpretado.

RASTREIO OU PESQUISA DE CASOS DE CANCRO ORAL EM CURSO
TESTES

Entre os testes de rastreio ou meios auxiliares de diagnóstico atualmente disponíveis para o cancro oral, alguns são utilizados e estudados há muitos anos, enquanto outros foram recentemente disponibilizados no mercado. Os testes de rastreio ou de deteção de casos devem ser sempre avaliados no que diz respeito à sua **sensibilidade, especificidade e valores preditivos** (Fig. 1).

Esta análise requer que o resultado do teste de uma amostra ou indivíduos seja comparado com os resultados de um padrão de ouro adequado na mesma população. O padrão de ouro é utilizado para classificar os indivíduos quanto ao seu verdadeiro estado de doença (presente ou ausente).

A sensibilidade mede a proporção de indivíduos com a doença que apresentam um resultado positivo, enquanto a especificidade determina a proporção de indivíduos com a doença que apresentam um resultado negativo. Os valores preditivos determinam a proporção de indivíduos com resultados de teste positivos ou negativos que têm ou não têm a doença.

Não existem valores definidos para o teste de rastreio ideal, mas, em geral, é desejável ter ambos

- **Elevada especificidade (poucos falsos positivos) e**
- **Elevada sensibilidade (poucos falsos negativos).**

O compromisso aceitável entre sensibilidade e especificidade dependerá das consequências de não se detetar a doença versus os custos, ansiedades e outros encargos adicionais associados a testes falsos positivos.

Outra questão relevante é a prevalência global da doença em causa. Se a doença for rara, mesmo os testes com sensibilidade e especificidade muito elevadas produzirão muitos resultados falsos positivos. [6]

Auxiliares de rastreio e de pesquisa de casos para o diagnóstico do cancro oral e do pré-cancro [6]

Standard screening test
• Conventional oral examination (COE)
Established diagnostic adjuncts
• Oral cytology
• Toluidine Blue (tolonium chloride)
Recently available light detection systems
• ViziLite, ViziLite Plus
• MicroLux DL
• VELscope

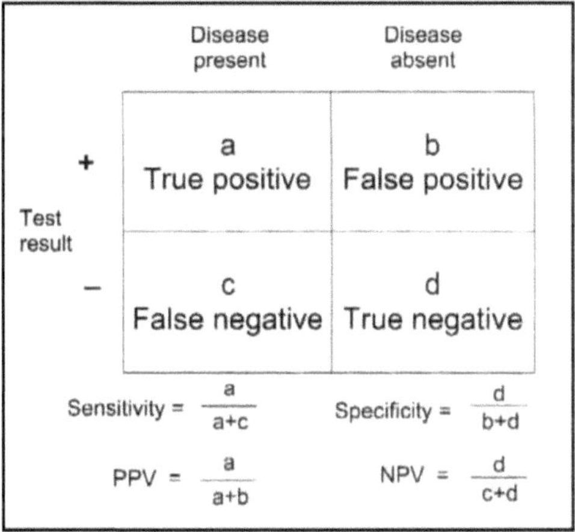

Fig. 1

VPP - Valor Preditivo Positivo. O valor preditivo positivo de um programa ou teste de rastreio é a probabilidade de uma pessoa com um rastreio ou teste positivo ter realmente cancro oral ou pré-cancro.

NPV-Negative Predictive Value (Valor Preditivo Negativo) é a probabilidade de uma pessoa com um teste negativo não ter a doença.

Exame oral:

O exame dos tecidos moles inclui tanto os tecidos moles extra-orais da cabeça e do pescoço como os tecidos moles intra-orais. Embora a deteção do cancro da cabeça, pescoço e boca seja o foco deste exame, ele envolve muito mais do que isso.

Para além de muitas condições normais ou benignas, o exame dos tecidos moles pode ajudar a detetar patologias dentárias e orais, incluindo infecções, traumatismos e lesões pré-malignas. Pode revelar manifestações de doenças sistémicas, bem como defeitos ou perturbações do desenvolvimento.

Os factores que devem ser considerados são

- Cor, consistência/textura da superfície, inchaço/nódulos, dor ou sensibilidade à palpação
- Lesões visíveis
- Natureza e quantidade de saliva.

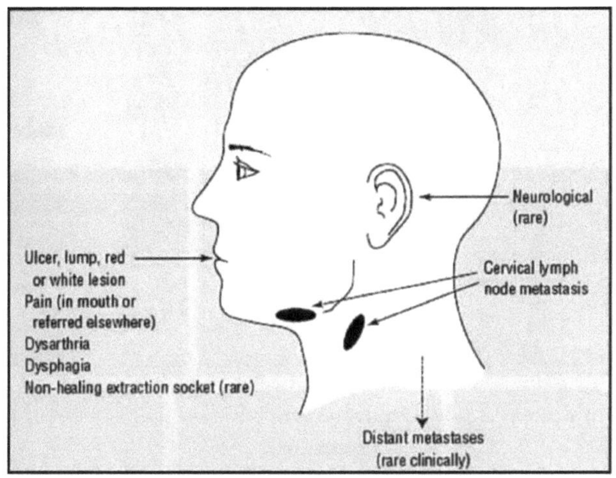

Fig. 2: Possíveis caraterísticas do carcinoma oral

O exame deve seguir sempre uma sequência de rotina :

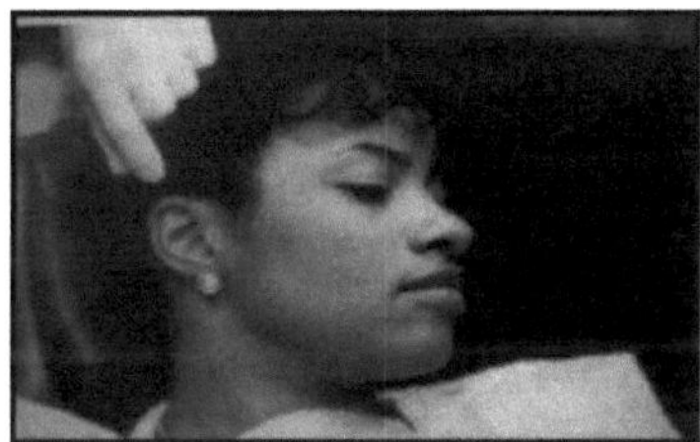

Fig. 3: Cabeça e pescoço externos

O doente é cuidadosamente observado no que respeita à cabeça, à face e ao pescoço. Os óculos devem ser retirados para permitir a visualização da área à volta do dorso do nariz e as orelhas podem ser reflectidas para serem observadas por trás delas.

Nódulos linfáticos:

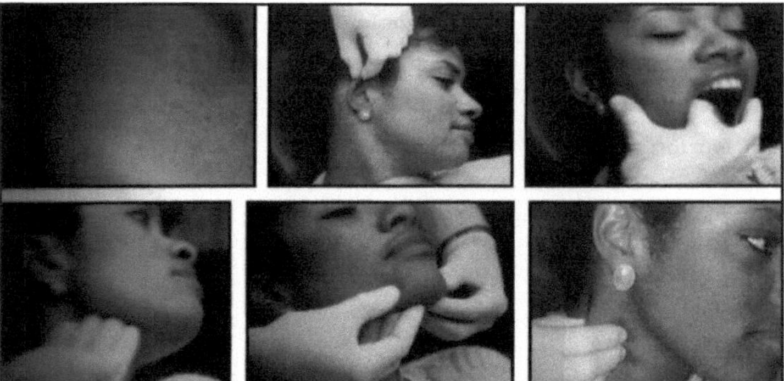

Fig. 4: A palpação dos gânglios linfáticos e da cadeia começa na zona parotídea e pré-anular, que também pode ser palpada de forma bimanual.

Palpando com uma ligeira pressão dos dedos contra os tecidos firmes subjacentes (osso/músculo), ou bimanualmente se for caso disso, o exame dos gânglios linfáticos da cabeça e do pescoço continua até à região submandibular, onde a palpação bilateral prossegue para os gânglios submentais. Logo abaixo do queixo. Com o doente sentado na posição vertical, com a cabeça ligeiramente inclinada para a frente, as cadeias linfáticas cervicais são palpadas contra o músculo esternocleidomastóideo (Fig. 5).

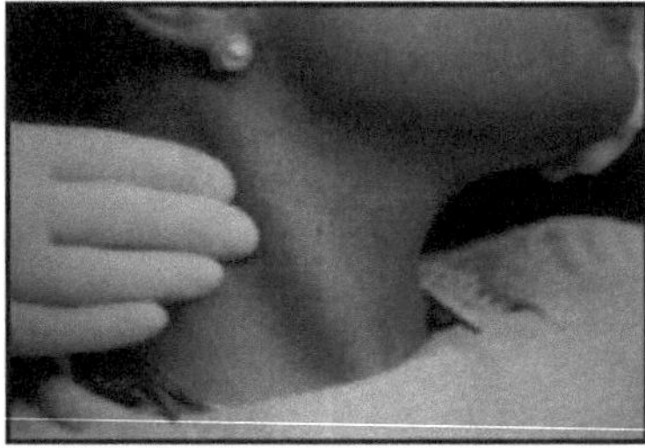

Fig. 5

As cadeias cervicais superficiais, que se encontram ao longo do bordo anterior, e as cadeias profundas superior e inferior, que se encontram ao longo do bordo posterior, completam a drenagem para o tronco da jugular profunda e de volta para a corrente sanguínea. Também são palpáveis no pescoço a traqueia, a tiroide e outras estruturas normais do pescoço. (Fig. 6)

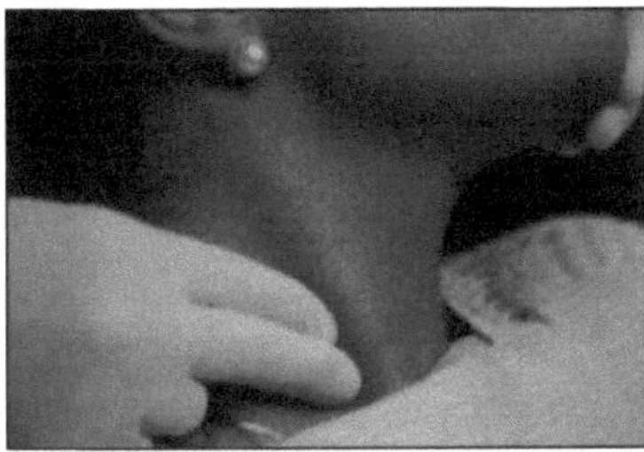

Fig. 6

É importante notar que o nódulo linfático normal não é palpável, é macio, compressível e livremente móvel.

O primeiro princípio do diagnóstico oral é observar e descrever os desvios do normal, reconhecer os achados que são anormais, analisar a anormalidade e encaminhar para consulta e investigações quando indicado.

Os lábios: a mucosa labial é observada e palpada bilateralmente, bimanualmente e reflectida para revelar a mucosa. (Fig. 7)

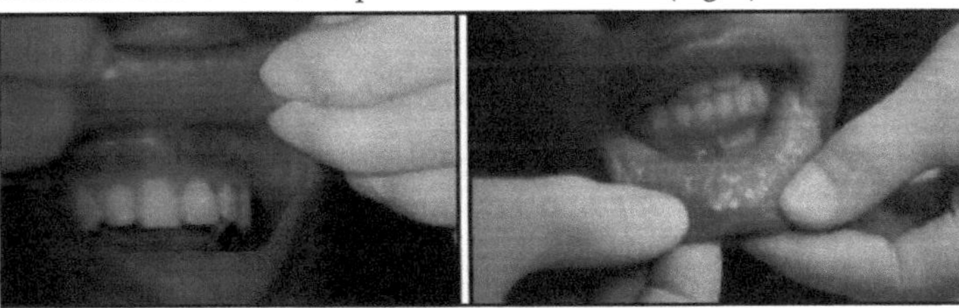

Fig. 7

A mocusa bucal: é observada e palpada, incluindo a região parotídea, para determinar o fluxo salivar. (Fig. 8)

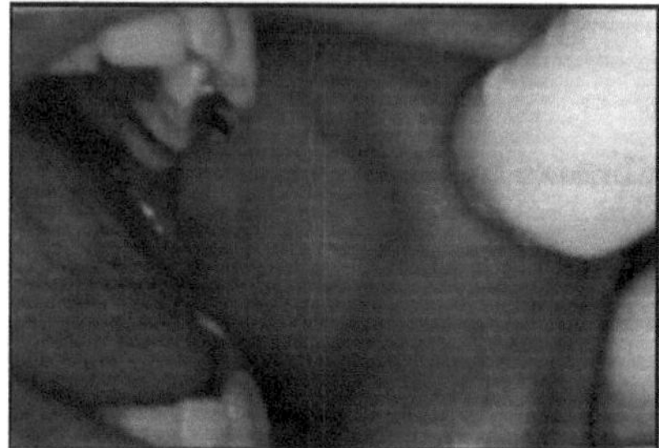

Fig. 8

A língua: é examinada - dorso, aspectos laterais, ventral, frénulo lingual. (Fig. 9)

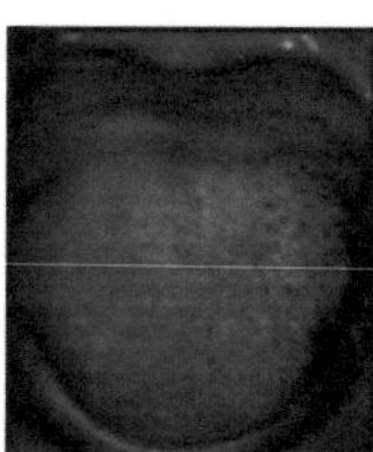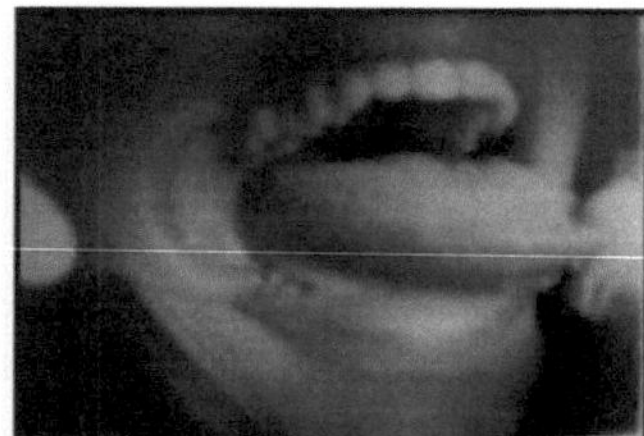

Fig. 9

O pavimento da boca: é observado e palpado, bimanualmente, utilizando um dedo ou o polegar sob o queixo para resistência. Os aspectos médicos da zona retromolar merecem uma atenção especial. (Fig. 10)

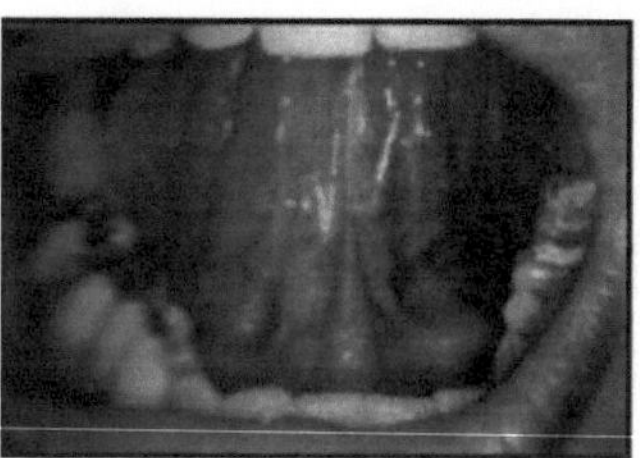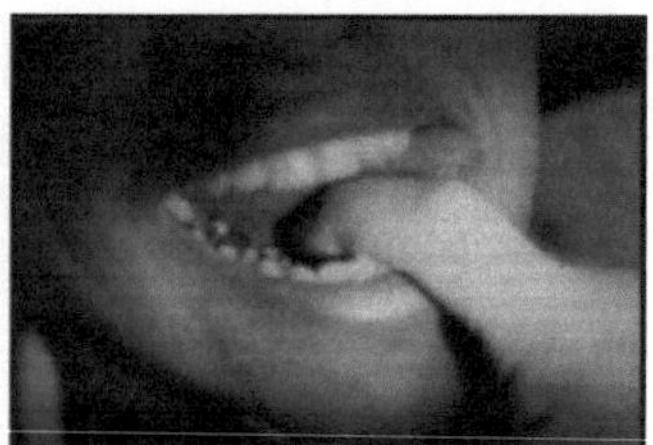

Fig. 10

O palato duro: é observado e palpado, estendendo-se distalmente até ao palato mole.

O palato mole/faringe: são examinados minuciosamente (Fig. 11).

Este procedimento completa o exame oral convencional. [9]

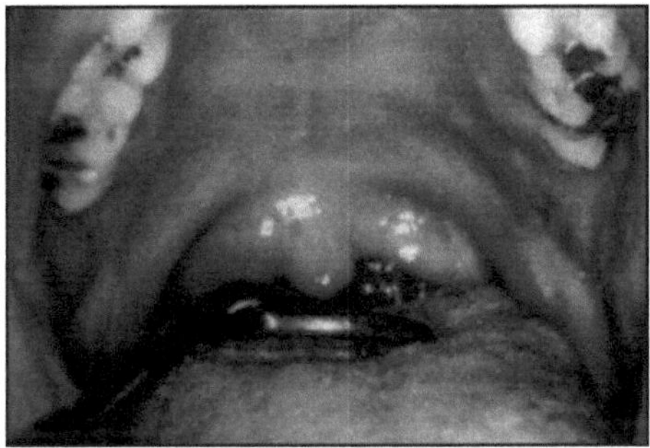

Fig. 11

Avaliação de doentes com cancro oral:

Avaliação inicial:

Inclui história e exame físico geral, diagnóstico histopatológico dos tecidos, avaliação radiográfica e avaliação psicológica.

Os doentes podem apresentar um diagnóstico presumido, mas uma avaliação completa e uma revisão da histopatologia podem produzir um diagnóstico definitivo e otimizar o plano de tratamento no que diz respeito a terapias adjuvantes.

A duração e a localização dos sintomas relacionados com o tumor podem sugerir o envolvimento de estruturas e espaços adjacentes.

Por exemplo, o trismo pode sugerir o envolvimento do espaço mastigador, o envolvimento do nervo alveolar inferior pode manifestar-se como hipoestesia ou parestesia.

Um sintoma de apresentação comum no cancro oral é a presença de uma lesão dolorosa na boca. Outros sintomas comuns são a hemorragia, úlceras que não cicatrizam e a presença de uma massa na cavidade oral.

Os sintomas da fase tardia incluem défices dos nervos cranianos, dentes soltos, próteses mal ajustadas, trismo, disfagia, perda de peso e rouquidão.

História:

A presença de factores de risco etiológicos para o desenvolvimento do cancro oral, como o consumo de tabaco e a dependência e abuso de álcool, aumenta a probabilidade de cancro primário e de recorrência. O número de anos de história de tabagismo tem menos valor como preditor do desenvolvimento de cancro oral do que a idade em que o doente começou a fumar.

A anamnese meticulosa permite considerar todas as possibilidades diagnósticas e terapêuticas. Geralmente, o abuso do tabaco e do etanol é subnotificado pelos doentes e a utilização profissional e a exposição a drogas recreativas podem não ser divulgadas, a menos que sejam solicitadas pelo médico. A exposição profissional a metais pesados, a história de infeção anterior pelo vírus do papiloma humano na cabeça, no pescoço, a radiação e a utilização de mastigadores orais (nozes de bétala, cal apagada) também devem ser consideradas.

Exame físico:

O exame físico começa com uma avaliação completa da cabeça e do pescoço, incluindo um exame minucioso da cavidade oral. As caraterísticas importantes de um cancro oral primário típico incluem o tamanho, a localização, o aspeto, a textura, a cor, a fixação ao osso, as estruturas adjacentes e a presença de uma lesão metacrónica.

Inspeção e palpação de toda a superfície mucosa, pele, couro cabeludo, língua, palato duro e mole, detenção, nódulos cervicais e nervos cranianos (especificamente V, VII, XI, XII).

É efectuado um exame completo dos nervos cranianos, explorando a mobilidade da língua e a função do nervo hipoglosso. O nervo facial e o nervo acessório espinal também devem ser avaliados, uma vez que estas estruturas podem estar envolvidas no cancro oral.

Áreas de leucoplasia, eritroplasia com ulceração e massas firmes ou fixas a estruturas vizinhas aumentam sempre o índice de suspeita de malignidade.

A palpação do pescoço é fundamental porque a presença de metástases nodais cervicais é o fator de prognóstico mais fiável em doentes com cancro oral. O número, a localização e o tamanho dos gânglios linfáticos devem ser registados. Os grupos nodais em risco de doença metastática no cancro oral em fase inicial são os níveis I, II e III. Nos doentes com metástases cervicais na altura do diagnóstico, a taxa de sobrevivência de 50 anos é reduzida em cerca de 50%. As metástases nodais cervicais são observadas no exame inicial em cerca de 30% dos doentes com cancro oral.

Certos resultados positivos e negativos do exame físico podem fornecer dados de risco operatório e ajudar a formular um plano de tratamento adequado. A presença de trismo ou a diminuição da mobilidade da língua é um sinal de invasão do espaço pterigomaxilar ou dos músculos profundos da língua.

A invasão perineural pode ser avaliada através da avaliação da sensibilidade dos controlos, lábios, queixo, palato e gengiva elveolar.

A incidência de invasão perineural devido ao cancro oral é de 27% a 52%.

Alguns doentes necessitam de exame sob anestesia, laringoscopia direta e esofagoscopia para biópsia, melhor visualização e avaliação e estadiamento precisos, especialmente quando o clínico não consegue avaliar a extensão da doença com a história, o exame físico e as técnicas de imagiologia. Com a introdução da tecnologia de fibra ótica flexível, a avaliação endoscópica pode ser utilizada não só para o rastreio de rotina, mas também para identificar a extensão do tumor. [10]

Instrumentos para o exame oral convencional [9]

- Gaze 2x2
- Espelho de boca

- Luz incandescente

- Ampliação

- Olho humano

- Mãos

O carcinoma de células escamosas oral tem uma apresentação clínica variada, incluindo:

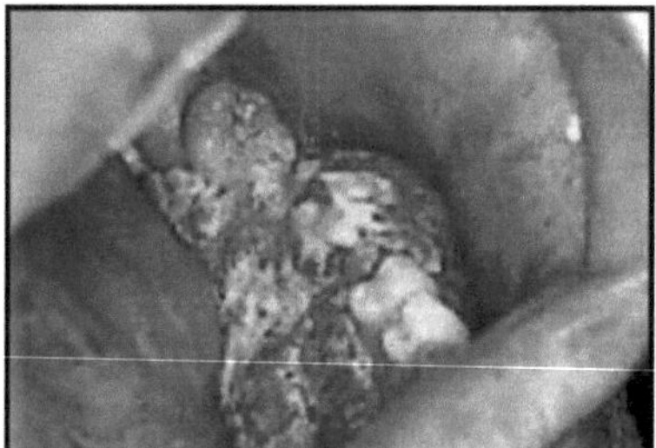

Fig. 12

Exfítico (formador de massa, fungante, papilar, verruciforme) A superfície é irregular e a sua cor pode variar de normal a branca, dependendo da quantidade de queratina e da vascularização. A superfície é frequentemente ulcerada e o túnel pode ser duro à palpação **(endurecido).** (Fig. 12)

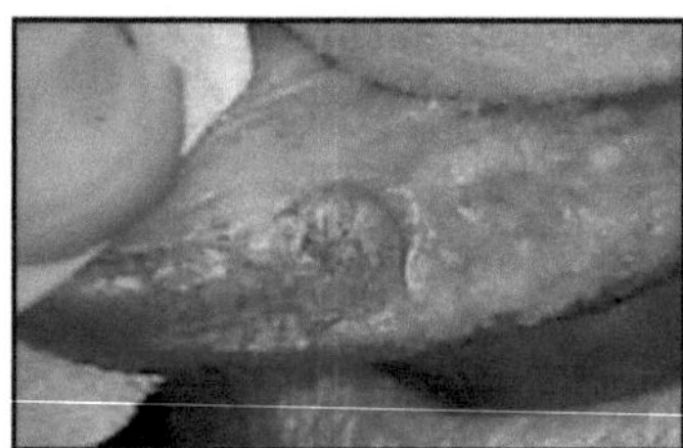

Fig. 13

Endofítico (invasivo, escavado, ulcerado) Caracteriza-se por uma área central ulcerada, deprimida e de forma irregular, com um bordo "enrolado" circundante da mucosa normal, vermelha ou branca. O bordo enrolado resulta da invasão do tumor para baixo e lateralmente sob o epitélio adjacente. Este aspeto não é exclusivo do carcinoma oral, uma vez que as lesões granulomatosas, como as infecções fúngicas profundas, a tuberculose, a sífilis terciária, as lesões orais da granulomatose de Wegeners ou da doença de Crohn e as úlceras traumáticas crónicas podem ter o mesmo aspeto. (Fig. 13)

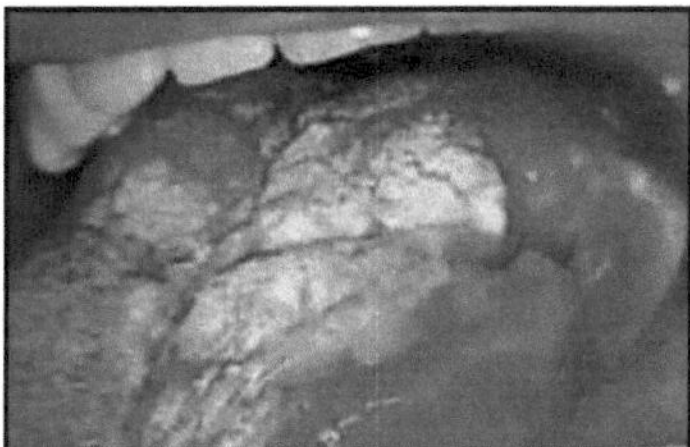
Fig. 14

As lesões ligeiras parecem placas ligeiramente cinzentas ou branco-acinzentadas, que podem ser translúcidas, fissuradas ou enrugadas e são tipicamente planas e macias. Têm normalmente limites bem demarcados, mas ocasionalmente misturam-se gradualmente com a mucosa normal. (Fig. 14)

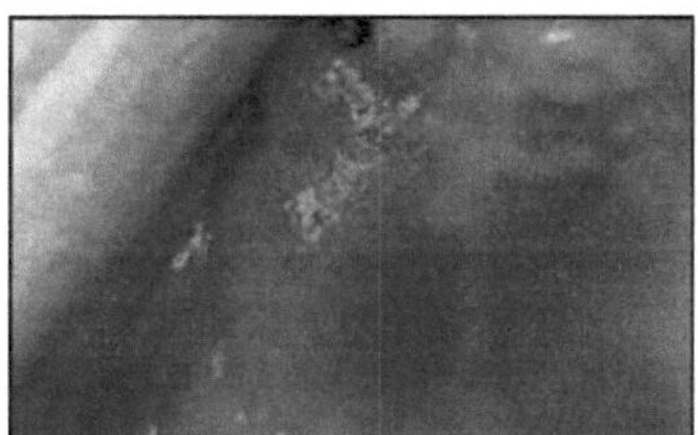
Fig. 15

Eritroplasia (mancha vermelha) A mucosa alterada aparece como uma mácula ou pápula eritematosa bem demarcada com uma textura suave e aveludada. A mucosite não específica, a candidíase, a psoríase e as lesões vasculares podem imitar clinicamente a eritroplasia. (Fig. 15)

Eritghroleukoplakic (combinado - vermelho e branco) [11].

Os carcinomas podem apresentar-se em qualquer parte da cavidade oral, frequentemente na margem póstero-lateral da língua e no pavimento da boca - a zona do "caixão" ou do "cemitério".

Por conseguinte, é crucial não só examinar visualmente e manualmente toda a cavidade oral, mas também inspecionar e palpar cuidadosamente as margens póstero-laterais da língua e o pavimento da boca.

Existe normalmente uma ulceração crónica solitária, uma lesão vermelha ou branca, um nódulo endurecido, uma fissura ou um gânglio linfático cervical aumentado. O carcinoma labial apresenta-se com espessamento, crostas ou ulceração, normalmente no lábio inferior.

O aumento de um gânglio linfático cervical anterior pode ser detetável por palpação. Cerca de 30% dos doentes apresentam nódulos palpavelmente aumentados que contêm metástases e, dos que não apresentam, mais 25% desenvolverão metástases nodais no prazo de dois anos. As técnicas moleculares mostram que o tumor está presente em nódulos histologicamente normais.

Por conseguinte, deve haver um elevado índice de suspeição, especialmente no caso de uma lesão solitária presente há mais de três semanas, sobretudo se estiver endurecida, se houver linfadenopatia cervical ou se o doente pertencer a um grupo de alto risco. [12]

Um **exame oral convencional (COE),** utilizando luz normal (incandescente), tem sido desde há muito o método padrão para o rastreio do cancro oral. Os rastreios visuais convencionais do cancro em algumas localizações anatómicas podem ser muito bem sucedidos. Por exemplo, a inspeção visual de lesões cutâneas pode ser um método de rastreio eficaz do melanoma, com taxas de sensibilidade e especificidade que chegam aos 98%.

No entanto, embora as EOC tenham sido tradicionalmente a base dos rastreios do cancro oral durante décadas, a sua utilidade continua a ser controversa. Várias publicações sugeriram que as EOC podem ter um valor limitado como método de deteção de lesões pré-cancerosas ou cancerosas precoces.

Por outro lado, outros estudos registaram um grau relativamente elevado de sensibilidade, especificidade e valor preditivo positivo das COE. O maior estudo realizado no Ocidente consistiu em dois programas-piloto de rastreio do cancro oral que envolveram mais de 2300 indivíduos que foram examinados quanto à presença ou ausência de lesões relevantes da mucosa oral (lesões vermelhas ou brancas ou úlceras com mais de 2 semanas de duração).

Embora as EOA possam ser eficazes como teste de rastreio, existem ainda muitos problemas com esta abordagem. Em primeiro lugar, cerca de 5-15% da população em geral tem anomalias da mucosa oral. Sem dúvida, a grande maioria destas lesões são benignas do ponto de vista clínico/biológico.

Em segundo lugar, a apresentação clínica clássica de uma malignidade oral ou de uma lesão pré-maligna: uma mancha vermelha, uma mancha branca ou uma úlcera persistente que não pode ser diagnosticada como qualquer outra doença, é bem reconhecida. Na realidade, a maioria das lesões são manchas ou placas brancas, também conhecidas como leucoplasias verdadeiras. O problema, no entanto, é que apenas uma pequena percentagem de leucoplasias é progressiva ou se torna maligna e uma COE não consegue distinguir entre estas lesões e as suas congéneres não progressivas.

Além disso, embora as EOC possam detetar uma série de lesões clínicas e uma pequena percentagem dessas lesões possa apresentar caraterísticas histológicas de pré-malignidade, dados recentes sugerem que algumas lesões pré-cancerosas podem estar à espreita na mucosa que parece clinicamente normal apenas com as EOC. Este conceito é apoiado pelo trabalho de Thomson, que verificou que 9/26 doentes consecutivos (36%) com um CECP recentemente diagnosticado apresentavam evidência histológica de displasia ou cancro microinvasivo numa biopsia de mucosa clinicamente normal do local anatómico contralateral correspondente.

Por conseguinte, embora as EOC possam ser úteis na descoberta de algumas lesões orais, não identificam todas as lesões potencialmente pré-malignas, nem detectam com precisão a pequena proporção de lesões biologicamente relevantes que podem evoluir para cancro. [6-10]

Protocolo de avaliação do cancro oral:

1. História e exame físico, incluindo análise dos factores de risco e exposição a agentes cancerígenos.

2. Exame da cabeça e do pescoço: visualização direta exame ao espelho palpação manual coloração com azul de toluidina

3. Exames laboratoriais: Hemograma função hepática

4. Radiologia: TAC ou RMN da cabeça e do pescoço radiografia do tórax radiografias dentárias cintigrafia óssea quando indicado

5. Patologia biópsia incisional biópsia excisional biópsia por aspiração com agulha fina marcadores moleculares citometria de fluxo

6. "Panendoscopia": definir o estádio T, desenhar um mapa esquemático do tumor, avaliar a presença de outros tumores malignos

7. Consulta pré-terapêutica com: oncologia por radiação oncologia médica cirurgia da cabeça e do pescoço cirurgia reconstrutiva oncologia dentária patologia da fala serviço psicossocial

8. Conselho Multidisciplinar de Tumores: finalizar o estadiamento e formular o plano de tratamento.

Avaliação metastática

O cancro oral é geralmente considerado uma doença regional; no entanto, a possibilidade de metástases sistémicas não deve ser negligenciada. Mesmo com doença metastática, o cancro oral tende a manter-se localizado acima da clavícula. 30% dos doentes com cancro oral apresentam metástases cervicais na avaliação inicial.

Os locais mais comuns de metástases à distância incluem o pulmão (66%), o osso (22%) e o fígado (9,5%). O estádio avançado da doença e a invasão linfática e vascular pelo tumor primário estão associados a uma maior taxa de metástases à distância. A visão anterioposterior e lateral do tórax é adequada para o rastreio de rotina.

A avaliação metastática adequada dos doentes com baixo risco de metástases é uma radiografia torácica anual e testes séricos da função hepática, quando indicado.

Para avaliar as metástases cervicais em doentes com um nódulo clinicamente negativo, deve considerar-se a realização de exames de TC, incluindo a cavidade oral e o pescoço, quando clinicamente indicado.

Em doentes com cancro em fase avançada, o risco de metástases à distância é ainda relativamente baixo (10%), sendo recomendada a PET ou a TAC dos pulmões para avaliar metástases à distância em doentes com radiografia torácica anormal.

A TAC do abdómen pode ser utilizada para excluir metástases no fígado em doentes com enzimas hepáticas anormais.

As cintigrafias ósseas não são recomendadas em doentes assintomáticos e têm pouco valor na exclusão de metástases ósseas subclínicas em casos de cancro oral.

Vários estudos compararam a utilidade da PET com a ecografia, a TC e a RMN na deteção de metástases nos gânglios linfáticos no cancro oral. O ultrassom teve a maior sensibilidade (84%) e a PET a maior especificidade (82%). Outros estudos demonstraram que a taxa de deteção de linfadenopatia cervical aumenta de 75% com o exame físico para 91% quando o exame físico é combinado com a TC.

Atualmente, a dissecção supra-hioideia do pescoço é a melhor modalidade para detetar metástases cervicais, com uma sensibilidade de

98% e uma especificidade de 100%. [10]

Lista para avaliação de metástases: [10]

- História
- Biópsia
- Radiologia - radiografia do tórax/CT
- Exame sob anestesia
- Estudos de parestesia
- Avaliação dentária
- Outros exames imagiológicos, se necessário
- Consulta multidisciplinar

Níveis dos gânglios linfáticos cervicais: [23]

Nível

Level	Description
Ia	Submental
Ib	Submandibular
IIA	Superior internal jugular, skull base to bottom of hyoid, anterior to internal jugular vein posterior margins
IIb	Superior internal jugular; posterior to internal jugular veins
III	Middle internal jugular; bottom of hyoid to bottom of cricoids
IV	Inferior internal jugular; bottom of cricoids to level of clavicals
V	Posterior triangle, spinal accessory and transverse cervical chains; behind posterior border of sternocleidomastoid muscles, superior to clavicles
VI	Visceral compartment; bottom of hyoid to suprasternal notch, bounded letarally by carotid sheaths
VII	Superior mediatinum; inferior to suprasternal notch

CLASSIFICAÇÃO TNM DO CANCRO ORAL [25]

O sistema de classificação TNM foi desenvolvido por Pierre Denoix, em França, em 1943-1952. É reconhecido mundialmente, tendo sido publicada uma versão revista em 2002.

É um sistema de estadiamento com base anatómica/clínica que inclui a dimensão da superfície do tumor primário, o envolvimento dos gânglios linfáticos cervicais regionais e as metástases à distância. Não tem em conta a profundidade do tumor primário ou o grau histopatológico.

Princípio:

A taxa de sobrevivência ao cancro dos doentes com doença localizada é mais elevada do que a dos doentes com doença fora do local de origem.

Objectivos da classificação:

- Para ajudar o clínico no planeamento do tratamento
- Para fornecer valor prognóstico
- Para avaliar o resultado do tratamento
- Facilitar o intercâmbio de informações entre as equipas cirúrgicas
- Contribuir para a prossecução das investigações.

Regras gerais para a classificação TNM

Baseia-se na avaliação de três componentes principais:

1. T, Diâmetro da superfície do tumor primário
2. **N,** ausência ou presença e extensão de metástases em gânglios linfáticos regionais/cervicais.
3. **M,** ausência ou presença de metástases à distância

<u>Estadiamento T dos tumores do lábio e da cavidade oral</u>

- **TX:** O tumor primário não pode ser avaliado.
- **TO:**Sem evidência de tumor primário.
- Tis: Carcinoma in situ.

- **Tl:** Tumor ≤ 2 cm na maior dimensão.
- **T2:** Tumor ≥ 2cm mas não > 4cm na maior dimensão.
- **T3:** Tumor > 2cm na maior dimensão
- **T4a:** O tumor do lábio invade o osso cortical, o nervo alveolar inferior, o pavimento da boca ou a pele do rosto (ou seja, queixo/nariz).

O tumor oral invade através do osso cortical os músculos profundos (extrínsecos) da língua (genioglosso, hioglosso, palatoglosso, estiloglosso), o seio maxilar ou a pele da face.

- T4b: O tumor envolve o espaço mastigador, as placas pterigóides ou a base do crânio e/ou envolve a artéria carótida interna.

N: ESTADIAMENTO PARA TODOS OS LOCAIS DA CABEÇA E PESCOÇO, EXCEPTO A NASOFARINGE E A LARINGE

- NX: Os gânglios linfáticos regionais não podem ser avaliados.
- N0: Sem metástases nos gânglios linfáticos regionais
- N1: Metástases num único gânglio linfático ipsilateral, ≤ 3 cm na maior dimensão.
- N2: Metástases num único gânglio linfático ipsilateral, > 3cm mas não > 6Cm na maior dimensão: Ou em múltiplos gânglios linfáticos ipsilaterais, nenhum > 6cm na maior dimensão: ou em gânglios linfáticos bilaterais ou contralaterais, nenhum > 6cm na maior dimensão
- **N2a:** Metástases num único gânglio linfático ipsilateral, > 3cm mas não

> 6Cm na maior dimensão.

- **N2b:** Metástases em múltiplos gânglios linfáticos ipsilaterais, nenhum > 6 cm na maior dimensão.

- **N2c:** Metástases em gânglios linfáticos bilaterais ou contralaterais, nenhum > 6 cm na maior dimensão.

- **N3:** Metástases num gânglio linfático > 6 cm na maior dimensão

Estadiamento M para tumores da cabeça e pescoço

- **MX:** As metástases à distância não podem ser avaliadas
- **MO:** Sem metástases à distância
- **Ml:** Metástases à distância

Agrupamentos de estádios AJCC

Agrupamento de estádios para todos os tumores da cabeça e pescoço, exceto tumores nasofaríngeos e da tiroide

- **Stage 0:**   Tis, N0, M0
- **Stage I:**   T1, N0, M0
- **Stage II:**   T2, N0, M0
- **Stage III:**   T3, N0, M0

  T1, N1, M0

  T2, N1, M0

  T3, N1, M0
- **Stage IV A:**   T4a, N0, M0

  T4a, N1, M0

  T1, N2, M0

  T2, N2, M0

  T3, N2, M0

  T4a, N2, M0
- **Stage IV b:**   T4b, any N, M0

  Any T, N3, M0
- **Stage IV b:**   Any T, Any N, M1

CLASSIFICAÇÃO STNMP

A localização anatómica está intimamente relacionada com o prognóstico. Os carcinomas intra-orais são classificados em nove grupos anatómicos diferentes.

<u>LOCAL, TUMOR, NÓDULO, PATOLOGIA</u>

- S1- Pele dos lábios
- S2- Membrana mucosa labial
- S3- Língua
- S4- Bochecha
- S5- Palato
- S6- Chão da boca

- S7- Processo alveolar
- S8- Antro
- S9- Carcinoma central do osso

A profundidade da infiltração não pode ser avaliada clinicamente, pelo que, em qualquer classificação "T", tem sido utilizado apenas o diâmetro e o envolvimento de estruturas adjacentes A categoria T é subdividida em quatro grupos:

- Tl- tumor com menos de 20 mm de diâmetro
- T2- tumor entre 20 e 40 mm de diâmetro
- T3 - tumor com menos de 40 a 60 mm de diâmetro e/ou que se estende para além da região primária e/ou através do periósteo adjacente. A ausência ou presença de tratamento de tumor residual é descrita pelo símbolo "R".
- T4- qualquer tumor com mais de 60 mm de diâmetro e/ou que se estenda para envolver estruturas adjacentes.

  R- Tumor residual
  - Rx- A presença de tumor residual não pode ser avaliada
  - RO- Sem tumor residual
  - Rl- Tumor residual microscópico
  - R2- tumor residual macroscópico

  N- NÓ
  - NO-Nós não palpáveis
  - Nl- aumento do nódulo equívoco
  - N2- Nódulo(s) regional(ais) homolateral(ais) clinicamente palpável(eis) não fixado(s)

- N3- como N2 mas fixo

- N4- nódulo(s) contralateral(is) ou bilateral(is) clinicamente palpável(is) não fixo(s)

- N5- como N4 mas fixo

P- Patologia

- PO- Lesão hiperqueratósica com atipia

- Pl- cancinoma is situ

- P2- carcinoma basocelular

- P3a- carcinoma verrucoso

- P3b- Carcinoma de células escamosas bem diferenciado

- P3c - Carcinoma de células escamosas moderadamente diferenciado

- P3d- carcinoma de células escamosas pouco diferenciado

M- Metástases à distância

- Mx- A presença de metástases à distância não pode ser avaliada

- MO- sem metástases à distância

- Ml- Metastais distantes

Foi utilizada uma categoria de envolvimento nodal que abrange os casos clínicos em que, embora exista um nódulo palpável, há dúvidas quanto ao facto de este representar uma extensão da doença maligna. É importante distinguir entre metástases suspeitas e metástases comprovadas. A histopatologia é de importância inquestionável na formulação de um prognóstico.

S1- 4	T1- 0	N0- 0	Mx- 0	P0- 0
S2- 6	T2- 10	N1- 10	M0- 30	P1- 5
S3- 8	T3- 20	N2- 20	M1- 40	P2- 5
S4- 10	T4- 35	N3- 30		P3a- 5
S5- 12		N4- 40		P3b- 10
S6- 14		N5- 40		P3c- 15
S7- 16				P3d- 20
S8- 18				
S9-20				

- Stage   I- 0-30
- Stage   II- 31-50
- Stage   III-51-70
- Stage   IV-71-155

CITOLOGIA EM ESCOVA [13,14,15]

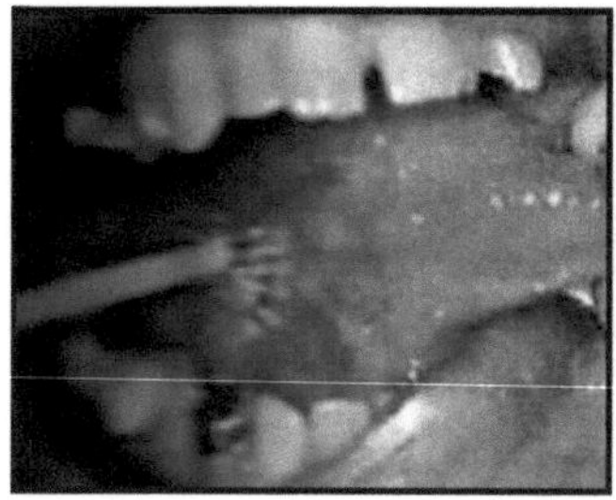

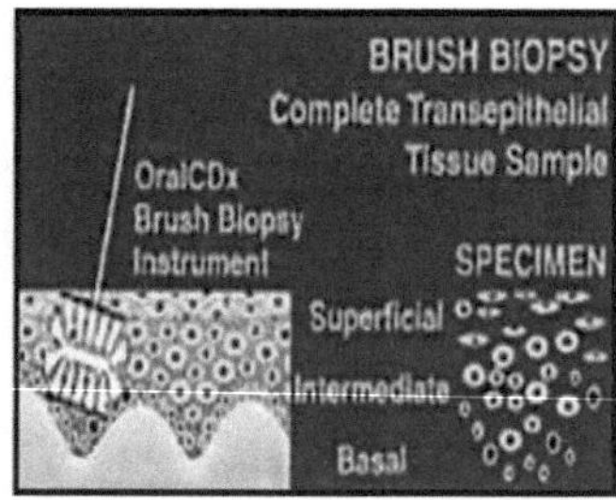

A Brush Biopsy (CDx Laboratories, Suffren, NY) foi introduzida como um potencial dispositivo de deteção de casos de cancro oral em 1999.

Foi concebido para o interrogatório de lesões clínicas que, de outro modo, não seriam submetidas a biópsia porque o nível de suspeita de carcinoma, com base nas caraterísticas clínicas, era baixo. Quando se regista um resultado anormal (atípico ou positivo), o médico tem de proceder a uma biopsia da lesão com bisturi, uma vez que a utilização da citologia em escova não fornece um diagnóstico definitivo. Vários estudos demonstraram resultados encorajadores com a citologia em escova oral para a avaliação de lesões pré-cancerosas orais.

A técnica:

Em primeiro lugar, é fornecido um pequeno instrumento de escova circular para ser utilizado de forma rotativa para recolher uma amostra transepitelial. A escova é continuamente rodada contra o tecido isquémico até ser detectado clinicamente um sangramento pontual, indicando a penetração da membrana basal e assegurando a probabilidade de uma amostra de espessura total. O instrumento é então descarregado rodando a escova contra uma lâmina de vidro para depositar e dispersar as células epiteliais desagregadas. A amostra é fixada com uma solução fornecida pela empresa e devolvida para interpretação. A análise automatizada de amostras assistida por computador determina inicialmente a adequação da amostra e, em seguida, identifica e armazena as anomalias citológicas encontradas na amostra. Estes achados anormais são subsequentemente revistos por um patologista com formação em citologia oral.

Resultados:

Os resultados são classificados em quatro categorias:

1. **Inadequada:** amostra transepitelial incompleta
2. **Negativo:** sem anomalias epiteliais

3. **Atípico:** Alterações epiteliais anómalas de significado diagnóstico incerto.

4. **Positivo:** Evidência celular definitiva de displasia epitelial ou carcinoma

Em resumo, com base nas provas obtidas até à data, a técnica da biopsia por escovagem oral é promissora. No entanto, antes de se poderem chegar a conclusões definitivas, é necessário realizar um estudo numa coorte suficiente de indivíduos da Classe II, em que tanto a biopsia com escova como a biopsia com bisturi sejam efectuadas em cada participante. É lamentável que isso não tenha sido feito nos estudos relatados na literatura até à data. Apesar destas limitações, já é possível imaginar dois cenários clínicos actuais em que esta tecnologia pode ser útil. Em primeiro lugar, pode ser benéfica para os doentes com múltiplas lesões na cavidade oral. Se um paciente, em particular aqueles sem história de cancro oral, apresentar quatro ou cinco áreas únicas de preocupação, é improvável que consinta prontamente em múltiplas biopsias com bisturi. Da mesma forma, esta técnica pode ser útil no caso de um doente que não cumpra as suas obrigações e que dificilmente voltará para um exame de seguimento ou aceitará um encaminhamento imediato para um cirurgião oral. Apesar da incerteza geral desta tecnologia específica como auxiliar no diagnóstico do cancro oral ou na deteção de casos, a utilização criteriosa da citologia com escova nestes cenários pode ser clinicamente útil.

Desvantagens:

- Custo elevado,
- Nota teste de confirmação
- Dependência da empresa para interpretar o resultado, o que provoca atrasos significativos.

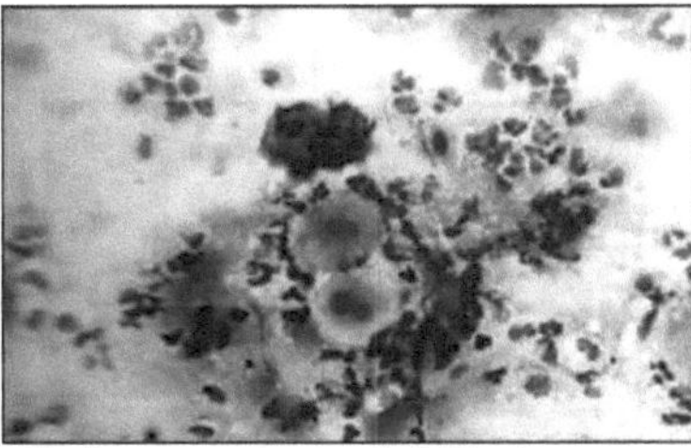

Fig. 16: Fotomicrografia de uma amostra de biópsia por escovagem oral de um doente com carcinoma de células escamosas da mucosa bucal, mostrando uma célula binucleada com evidência de queratinização intracelular e extracelular num fundo inflamatório (H& Ex 400).

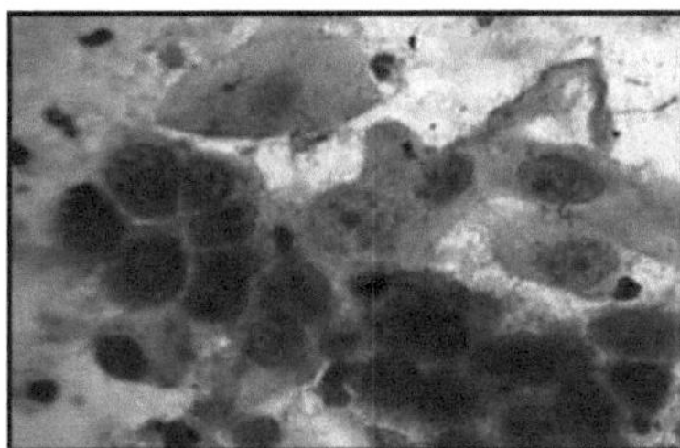

Fig. 17: Fotomicrografia de uma amostra de biópsia por escovagem oral de um doente com carcinoma de células escamosas da mucosa bucal com uma relação núcleo-citoplasma elevada, atipia acentuada e granulação cromática grosseira num fundo necrótico (Modificado pap x 1000).

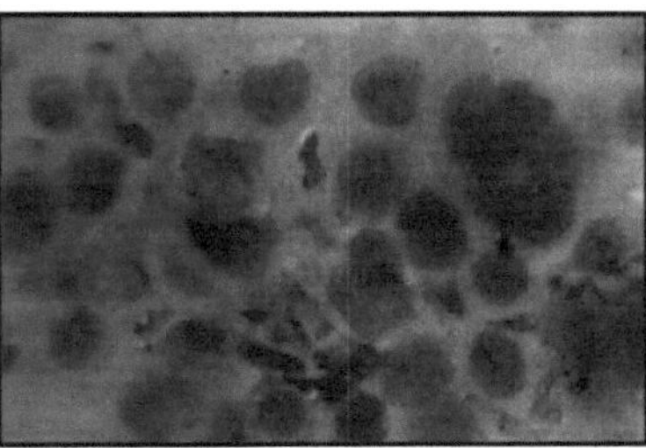

Fig. 178: Fotomicrografia de uma amostra de biópsia por escovagem oral de um doente com carcinoma de células escamosas da mucosa bucal com uma relação núcleo-citoplasma elevada e uma célula multinucleada com evidência de invasão vascular (H&Ex 1000).

TOLUIDINA AZUL

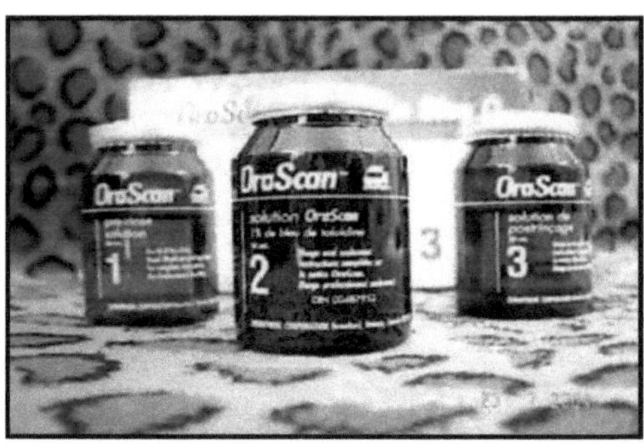

    O azul de toluidina (TB) pertence ao grupo das tiazinas dos corantes metacromáticos e é parcialmente solúvel em água e em álcool. O TB tem sido utilizado como corante vital para destacar lesões orais potencialmente malignas (PML) e pode identificar lesões precoces que poderiam passar despercebidas ao exame clínico. Além disso, pode delinear toda a extensão do epitélio displásico ou do carcinoma quando são planeadas excisões, pode detetar tumores miulticêntricos ou segundos tumores e pode ajudar no acompanhamento de doentes com cancro oral. É útil na obtenção do controlo marginal do carcinoma e na seleção do local da amostra de biopsia na PML. A perda de hereto zigosidade (LOH) pode ser detectada em lesões com coloração TB. A coloração de TB pode aparecer como uma cor azul real escura ou azul real pálida, mas não existe consenso quanto à interpretação clínica destas diferenças. Apesar disso, o teste de TB parece ser altamente sensível (97,8-93,5%) mas menos específico (92,9-73,3%), principalmente devido a resultados falsos positivos. [6],[10],[13]

Método de aplicação da técnica de coloração com azul de toluidina a 1% [18]

Exame oral e anotação da localização, tamanho, caraterísticas clínicas e fotografia da lesão.

- Limpeza da lesão com uma ponta de algodão embebida em H2O2 a 10% (para a eliminação de saliva, alimentos ou restos de tecido)
- Limpeza da lesão com jato de água

- Limpeza da lesão com ácido acético a 1%
- Aplicação de solução aquosa a 1% de azul de toluidina com ponta de algodão durante 30 segundos
- Limpeza da lesão com jato de água
- Aplicação de ácido acético a 1% com ponta de algodão durante 30 segundos (para eliminação do excesso de corante)
- Exame oral e anotação da localização e do tamanho das áreas manchadas retidas
- Fotografia da lesão

Até à data, não houve acordo sobre a importância da coloração azul escura versus azul real clara no teste da TB. Alguns estudos parecem fornecer uma base razoável para considerar que a coloração Dark Royal Blue foi considerada como um teste de TB positivo, podendo provavelmente ser alcançada uma melhor especificidade e uma melhor deteção do local da biopsia, mas é necessário efetuar um estudo maior para confirmar esta hipótese. Por outro lado, o LOH referido por Epstein sugeriu uma relevância prognóstica para a coloração Pale Royal Blue. Enquanto a gravidade morfológica, que não está estritamente relacionada com a LOH, parece estar relacionada com a intensidade da coloração, o prognóstico, que pode depender da LOH, não mostrou qualquer ligação com a intensidade da coloração. De facto, a presença de LOH em regiões cromossómicas específicas que contêm genes supressores de tumores conhecidos ou presumíveis foi descrita como ocorrendo no início da carcinogénese e o padrão dessa perda pode ser preditivo do risco de progressão de lesões pré-malignas. [16-19]

Coloração azul escura [19]

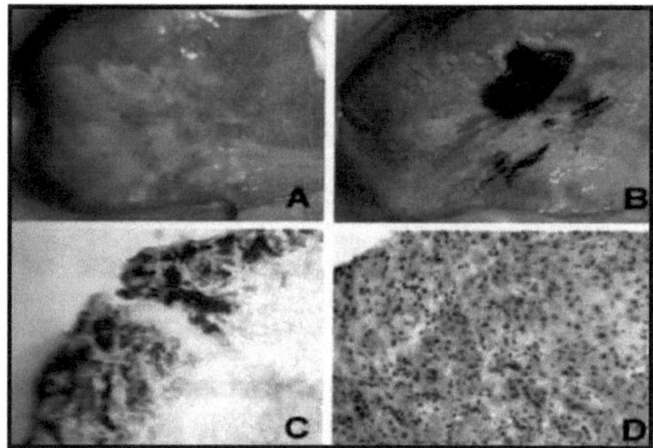

Fig. 19: A. Antes da aplicação; B. Após a aplicação de azul de toluidina; C. Captação nuclear e epitelial profunda de Tb; D. Coloração H&E com azul pálido.

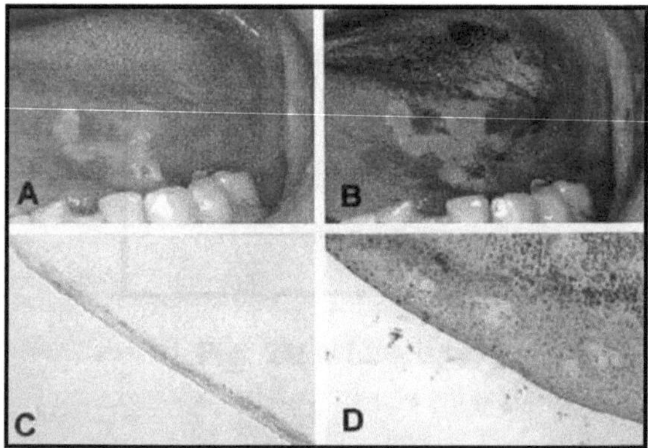

Fig. 20: A. Antes da aplicação; B. Azul pálido - após a aplicação de Tb; C. Ausência de captação nuclear de Tb; D. Coloração H&E

Velscope - deteção do cancro

<u>História:</u>

As taxas de mortalidade associadas ao cancro oral mantiveram-se inalteradas durante mais de 30 anos, em parte devido à limitação do exame da mucosa oral com luz branca. Este facto criou uma necessidade premente de um procedimento melhorado de rastreio da mucosa oral que permitisse aos clínicos identificar com precisão as alterações tecidulares à superfície e abaixo dela antes de se tornarem aparentes ao exame de luz branca.

Em resposta a esta necessidade, um instrumento desenvolveu o sistema VELscope em parceria com a British Columbia Cancer Agency (BCCA). Trata-se de uma plataforma tecnológica baseada na visualização direta da fluorescência de tecidos humanos e das alterações de fluorescência que ocorrem quando há tecido anormal.

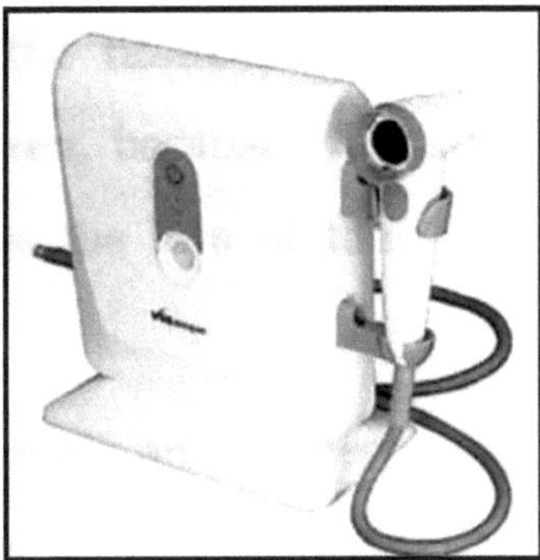

Fig. 21: VELscópio

A luz azul chama a atenção para o cancro oral

Uma luz portátil poderá em breve ajudar os dentistas e os médicos a detetar o cancro oral de forma mais rápida e fiável. A luz comum não realça a fluorescência natural. No ambiente certo, especificamente sob uma luz azul especializada, as células podem mostrar o seu estado como um farol que avisa de um recife submerso. Este novo dispositivo, denominado **Visually Enhanced Lesion Scope, ou "VELscope",** pode revelar indícios precoces da doença que se espalha rapidamente e que é mais comum em fumadores e consumidores de álcool.

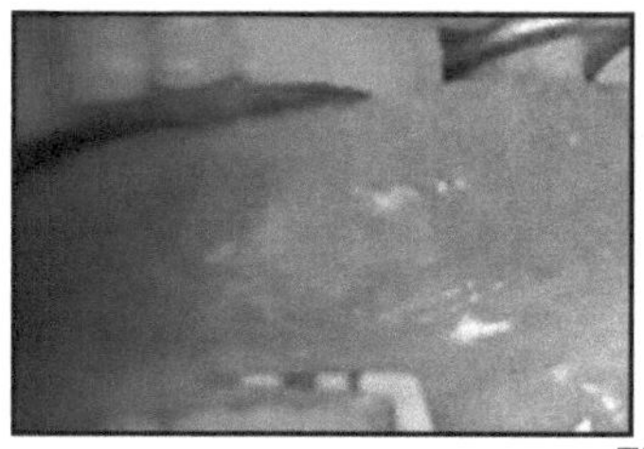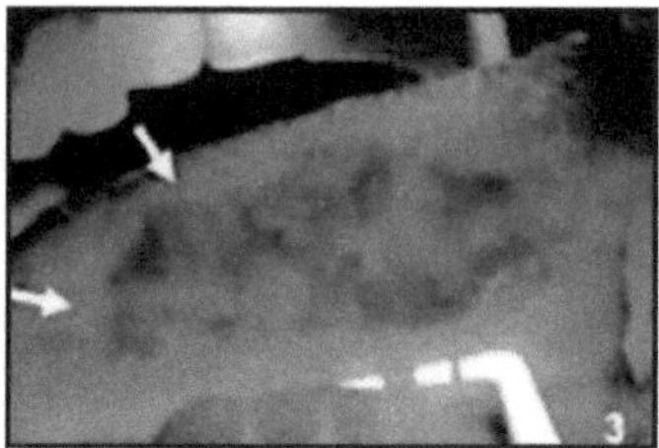

Fig. 22

Ilustração do princípio de funcionamento do VELscope

Quando a luz da fonte do telescópio incide sobre o tecido e excita os fluoróforos no tecido para libertar fluorescência de um comprimento de onda específico, "parece **verde,** porque temos filtros no sistema, e o que procuramos é a perda dessa cor verde que os tecidos normais mostram".

Quando observadas através de uma peça ocular ligada à fonte de luz, as células saudáveis brilham a verde pálido. Mas as células "displásicas", anormais e potencialmente cancerosas, parecem verde-escuras a pretas. As células escuras não são necessariamente iguais às células, mas dão-nos indicação de algumas das alterações que ocorrem no tecido, o que nos ajuda a dar o passo seguinte mais sensato (biopsia).

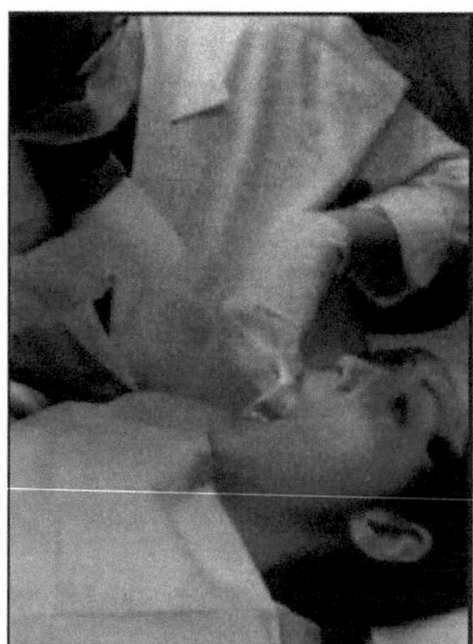

Fig. 23: Exame VELscope

PROCEDIMENTO PASSO A PASSO PARA EFECTUAR UMA

EXAME DA MUCOSA ORAL COM VELSCOPE

Começar por avaliar cuidadosamente, rever e documentar a história médica e dentária relevante do doente. Efetuar um exame extra-oral e intra-oral minucioso, tanto visual como manualmente, palpando todas as estruturas da cabeça e do pescoço. Repetir o exame intra-oral utilizando o VELscope, visualizando a cavidade oral através da peça de mão do VELscope para permitir a visualização da fluorescência natural do tecido. Ao visualizar o tecido intra-oral através da peça de mão do VELscope, é essencial manter a distância recomendada de aproximadamente 5 cm da cavidade oral ou das áreas de lesão suspeita. (Se a peça de mão do VELscope for posicionada mais afastada, diminuirá a intensidade da fluorescência natural percepcionada através da peça de mão do VELscope a partir do tecido, tornando os resultados mais difíceis de interpretar). Quando visualizado através da peça de mão do VELscope, o tecido saudável tem tipicamente um brilho verde-maçã distinto, enquanto o tecido anormal pode aparecer como uma região escura ou de cor castanha profunda. Esta diferença de aspeto ajuda o médico a diferenciar entre mucosa saudável e áreas de preocupação que podem exigir medidas adicionais. Documentar todos os achados - tanto normais como anormais - no registo clínico do doente. [25]

Algumas condições benignas, tais como pigmentação fisiológica, tatuagens de amálgama, traumatismos, etc., podem também aparecer como regiões escuras ao VELscope. A malignidade/pré-malignidade pode ser excluída através de um novo exame destas regiões à luz branca e ao VELscope, da seguinte forma:

1. Reavaliar a região sob luz branca.
2. Re-palpação da região.
3. Identificar quaisquer condições benignas que possam ter causado o

escurecimento da região ao exame VELscope (por exemplo, pigmentação fisiológica, tatuagens de amálgama, etc.).

4. Se ainda não tiver a certeza, observar o tecido suspeito através da peça de mão do VELscope sob pressão diascópica, ou seja, aplicando uma ligeira pressão num movimento de varrimento com a parte de trás de um explorador (ou instrumento semelhante) para difundir qualquer sangue superficial da área. Se a fluorescência verde voltar com esta pressão (branqueamento), então a lesão pode ser de natureza inflamatória e podem ser recomendados cuidados adequados para remover a possível causa. Deve ser marcada uma consulta de seguimento para reavaliação.

5. Documentar todos os resultados. Recomenda-se que todas as áreas de preocupação sejam foto-documentadas, tanto em condições de iluminação normais como através da peça de mão do VELscope.

Após o exame da mucosa oral

Após a identificação de uma lesão suspeita que não pode ser excluída como benigna, não deve haver qualquer diferença no protocolo para responder à mesma, independentemente de ser clinicamente oculta, mas visível ao exame VELscope, ou de ser facilmente visível à luz branca. Por exemplo, por vezes queremos que o doente regresse numa altura apropriada (frequentemente 2 semanas) para avaliar se a área de preocupação mudou. Como sempre, o seu julgamento clínico deve ser aplicado a cada caso particular, conforme apropriado. Se a lesão não tiver desaparecido após este período de acompanhamento, é necessário proceder a uma investigação mais aprofundada do tecido suspeito, de acordo com o seu padrão de cuidados habitual (por exemplo, biopsia transepitelial (escova), biopsia com bisturi ou encaminhamento para um especialista). Mais uma vez, é o seu julgamento clínico que determinará, em última análise, o curso de ação apropriado para cada caso.

O VELscope pode ajudar a encontrar não só lesões malignas - ou seja, carcinoma in situ (CIS), carcinoma de células escamosas (SCC) - mas também lesões potencialmente malignas - ou seja, displasia - numa fase inicial do processo de desenvolvimento da doença, quando a probabilidade de um resultado favorável do tratamento é mais elevada. Esta é, de facto, uma das principais vantagens do VELscope. Assim, uma lesão que pareça escura ao exame com o VELscope e que seja subsequentemente confirmada por biopsia como não sendo cancro, mas qualquer grau de displasia, deve ser considerada para atenção adicional. [20]

Imagiologia de Fluorescência de Tecidos [14]

A autofluorescência dos tecidos tem sido utilizada no rastreio e no diagnóstico de cancros precoces e de cancro precoce do pulmão, do colo do útero, da pele e, mais recentemente, da cavidade oral.

O conceito subjacente à autofluorescência dos tecidos é que as alterações na estrutura (por exemplo, hiperqueratose, hipercromatina e aumento do pleomorfismo celular/nuclear) e no metabolismo (por exemplo, concentração de flavina adenina dinucleótido [FAD] e nicotinamida adenina dinucleótido [NADH]) do epitélio, bem como as alterações do estroma subepitelial (por exemplo, composição da matriz de colagénio e elastina), após a sua interação com a luz.

Especificamente, estas alterações epiteliais e estromais podem alterar a distribuição dos fluoróforos dos tecidos e, consequentemente, a forma como estes emitem fluorescência após estimulação com luz de excitação azul intensa (400 a 460 nm), um processo definido como autofluorescência.

O sinal de autofluorescência é finalmente visualizado diretamente por um observador humano. No que diz respeito à cavidade oral, as mucosas orais normais emitem uma autofluorescência verde pálida quando observadas através da peça de mão do instrumento, enquanto o tecido anormal apresenta uma autofluorescência diminuída e parece mais escuro em relação ao tecido saudável circundante.

A tecnologia de autofluorescência para inspeção da mucosa oral foi desenvolvida pela LED Medical Diagnostics Inc. em parceria com a British Columbia Cancer Agency e comercializada como sistema VELscope.

Vários estudos investigaram a eficácia do sistema VELscope como complemento do exame visual:

(i) Melhorar a distinção entre tecidos normais e anormais (alterações benignas e malignas),

(ii) Diferenciação entre alterações benignas e displásicas/malignas,

(oi) Identificação de lesões displásicas/malignas (ou margens de lesões) que não são visíveis a olho nu sob luz branca.

Em geral, a qualidade dos estudos disponíveis é significativamente superior à dos estudos sobre quimioluminescência e TB, uma vez que a sensibilidade e a especificidade da tecnologia foram comparadas com o padrão de ouro (histopatologia) em todos os doentes estudados. No que diz respeito ao primeiro aspeto, foi referido que a imagiologia por autofluorescência da mucosa oral pode melhorar o contraste das lesões e, por conseguinte, aumentar a capacidade de distinguir entre lesões da mucosa e mucosa saudável, embora seja necessária mais investigação na população de doentes irreflectidos.

No entanto, o sistema VELscope parece ser muito promissor devido à sua capacidade e eficácia na identificação de lesões e margens de lesões que são ocultas ao exame visual sob luz branca.

Utilizando a histologia como padrão de ouro, o VELscope demonstrou uma elevada sensibilidade e especificidade na identificação de áreas de displasia e cancros que se estendiam para além dos tumores clinicamente evidentes.

<u>**ViziLite-Blue**</u>

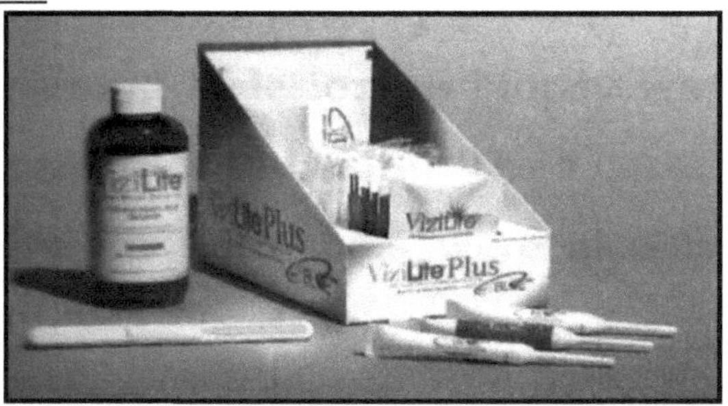

A U.S. Food and Drug Administraton (FDA) autorizou o ViziLite como adjuvante do exame visual da cavidade oral em novembro de 2001. Esta tecnologia de luz quimioluminescente tem sido utilizada desde 1995 para a identificação de anomalias no epitélio escamoso estratificado.

O kit de exame oral ViziLite-Blue, um sistema de identificação e marcação de lesões orais, foi concebido para ser utilizado como complemento do exame convencional da cabeça e do pescoço em doentes com risco acrescido de cancro oral.

É composto por uma fonte de luz quimioluminescente (ViziLite) para melhorar a identificação das lesões e um corante de fenotiazina azul para marcar as lesões identificadas pelo ViziLite. O kit de exame oral ViziLite-Blue foi autorizado pela FDA através do processo 510(k) em novembro de 2004.

Ram e Siar (2005) examinaram a utilização do ViziLite como auxiliar de diagnóstico na deteção do cancro oral e de lesões epiteliais potencialmente malignas (LEMP), comparando-o com o elixir bucal de cloreto de tolónio a 1%.

Um total de 46 lesões clinicamente identificadas (14 carcinomas primários de células escamosas (CEC), 26 PMELs e 6 lesões benignas) e 5 casos de mucosa oral normal de 40 indivíduos (incluindo 10 casos de CEC previamente tratados) foram examinados com ViziLite e cloreto de tolónio. A biopsia e a verificação histológica de 31 lesões revelaram 14 CEC (45,2 %), 10 displasias epiteliais (32,3 %), 5 líquenes planos (16,1 %) e 2 lesões benignas (6,4 %). Para as restantes 15 lesões, não foi efectuada uma biópsia devido à falta de consentimento do doente ou a problemas de saúde. Os 5 casos de mucosa oral normal que apresentaram resultados negativos para ambos os instrumentos também não foram biopsados por razões éticas.

A sensibilidade para o ViziLite e o cloreto de tolónio foi de 100% e 70,3%, respetivamente; e a especificidade foi de 14,2% para o ViziLite e 25% para o cloreto de tolónio. A sua exatidão foi de 80,6% e 64,5%, respetivamente.

Os autores concluíram que os presentes resultados sugerem que o ViziLite é uma ferramenta de diagnóstico mais fiável do que o cloreto de tolónio na deteção de cancro oral e PMEL e no acompanhamento de doentes tratados para os mesmos.

Kerr e associados (2006) examinaram a utilização do ViziLite como adjuvante do exame visual padrão (SVE) para melhorar a visualização das lesões da mucosa, particularmente as "clinicamente suspeitas" de pré-cancro ou cancro oral. Os indivíduos foram considerados em risco de cancro ou pré-cancro oral se não tivessem conhecimento prévio da presença ou ausência de uma lesão oral no momento do exame.

Um total de 501 indivíduos consecutivos com consentimento, com mais de 40 anos de idade e com um historial positivo de tabagismo, foram submetidos a um exame visual padrão com iluminação incandescente convencional, seguido de iluminação quimiluminescente. Todas as lesões foram registadas e, para as lesões detectadas por ambas as modalidades de rastreio, foram feitas comparações dos parâmetros subjectivos de brilho da lesão, nitidez, textura da superfície e tamanho relativo.

Foi detectado um total de 410 lesões epiteliais em 270 indivíduos através do exame visual padrão, das quais 127 eram clinicamente "suspeitas" de cancro oral e pré-cancro. Noventa e oito lesões foram também visualizadas por iluminação quimioluminescente como "aceto-brancas" (CL+), para além de 6 lesões não observadas anteriormente pelo exame visual padrão. Setenta e sete das lesões CL+ (78,5 %) eram clinicamente suspeitas; todas as lesões "suspeitas" com um componente ulcerativo e as lesões ulceradas consistentes com traumatismo eram CL+. As leucoplasias tinham uma probabilidade significativamente maior de serem CL+ do que as eritroplasias (p < 0,01). Em geral, as lesões iluminadas pelo ViziLite pareciam mais brilhantes, mais nítidas e mais pequenas em comparação com a iluminação incandescente. Os autores concluíram que estes resultados sugerem que a iluminação quimioluminescente oral, quando utilizada como um complemento de rastreio após o exame oral visual padrão, fornece informações visuais adicionais. As leucoplasias podem ser mais facilmente visualizadas por quimiluminescência. Estão a decorrer estudos para explorar o significado clínico e o valor preditivo da iluminação quimiluminescente oral.

Epstern et al (2006) afirmaram que o diagnóstico precoce das lesões da mucosa oral tem sido defendido como um meio de melhorar os resultados da terapia do cancro. Uma melhor visualização das lesões da mucosa pode ajudar no diagnóstico, orientando a recolha de amostras de tecido ou o encaminhamento. Este estudo multicêntrico relatou o efeito da luz quimiluminescente (ViziLite) na visualização de lesões da mucosa.

A luz quimioluminescente não pareceu melhorar a visualização das lesões vermelhas, mas as lesões brancas e as lesões que eram simultaneamente vermelhas e brancas mostraram maior brilho e nitidez.

Farah e McCullough (2006) observaram que a prática convencional de rastreio de lesões orais envolve o exame visual dos tecidos orais a olho nu sob iluminação incandescente ou de halogéneo projectada.

A visualização é a principal estratégia utilizada para avaliar as lesões dos pacientes com risco de transformação maligna; assim, qualquer procedimento que realce essas lesões deve ajudar o clínico. O objetivo deste estudo piloto foi examinar a eficácia da lavagem com ácido acético e da luz quimiluminescente (ViziLite) na melhoria da visualização de lesões brancas da mucosa oral e a sua capacidade de realçar lesões malignas e potencialmente malignas.

Cinquenta e cinco pacientes encaminhados para avaliação de uma lesão branca oral foram prospectivamente examinados com o ViziLite, tendo sido efectuada uma biópsia incisional com bisturi para um diagnóstico definitivo. Foram registados o tamanho, a localização, a facilidade de visibilidade, a distinção dos bordos e a presença de lesões satélite.

A ferramenta ViziLite melhorou a visualização intra-oral de 26 lesões brancas. De facto, todas as lesões pareciam "aceto-brancas", independentemente do diagnóstico definitivo. O exame dos tecidos orais com a iluminação ViziLite não alterou o diagnóstico provisório, nem alterou o local da biopsia.

A iluminação ViziLite não distingue entre lesões brancas da mucosa oral queratóticas, inflamatórias, malignas ou potencialmente malignas, pelo que um elevado índice de suspeição, um julgamento clínico especializado e uma biópsia com bisturi continuam a ser essenciais para um tratamento adequado do doente.

Oh e Laskin (2007) afirmaram que a deteção precoce do cancro oral é crucial para melhorar a taxa de sobrevivência. Para melhorar a deteção precoce, foi recomendada a utilização de um enxaguamento com ácido acético diluído e a observação sob uma luz quimioluminescente (ViziLite; Zila Pharmaceuticals, Phoenix, AZ).

Os autores concluíram que, apesar de o enxaguamento ácido ter acentuado algumas lesões, a taxa de deteção global não melhorou significativamente. A luz quimioluminescente produziu reflexos que tornaram a visualização mais difícil e, portanto, não foi benéfica.

Epstain et al (2007) examinaram o valor adjuvante do ViziLite (r) e a aplicação de azul de toluidina de grau farmacêutico para avaliar melhor as lesões identificadas durante o exame convencional dos tecidos moles orais.

As lesões consideradas clinicamente suspeitas por exame visual sob luz incandescente foram posteriormente avaliadas sob quimioluminescência e, em seguida, aplicação da coloração azul de tluidina.

Foram registadas diferenças entre o exame visual convencional e o exame quimioluminescente em quatro caraterísticas que podem ajudar na identificação da lesão. Foi documentada a retenção tecidular da coloração azul de toluidina.

Cada lesão suspeita foi biopsiada e diagnosticada com base na histopatologia de rotina. Ambos os exames adjuvantes foram avaliados através da comparação do diagnóstico histológico. O valor aditivo da retenção da coloração com azul de toluidina foi avaliado em lesões diagnosticadas como "patologia grave", definida como displasia grave, carcinoma in situ e carcinoma de células escamosas.

Foi identificado um total de 97 lesões clinicamente suspeitas em 84 doentes. O exame quimioluminescente melhorou o brilho e/ou a nitidez da margem em 61,8 % das lesões identificadas. As lesões biopsiadas com retenção da coloração com azul de toluidina reduziram a taxa de falsos positivos em 55,25 %, mantendo um valor preditivo negativo (VPN) de 100 %.

O ViziLite demonstrou aumentar o brilho e as margens das lesões da mucosa na maioria dos casos e, por conseguinte, pode ajudar na identificação de lesões da mucosa não consideradas no exame visual tradicional.

A retenção da coloração com azul de toluidina foi associada a uma grande redução das biópsias que apresentavam histologia benigna (resultados de biópsia falsos positivos), mantendo um VAL de 100% para a presença de displasia grave ou cancro. Os autores referem que os profissionais podem considerar a utilização destes adjuvantes na prática, mas os resultados apresentados baseiam-se em profissionais experientes em centros de referência para doenças das mucosas ou centros de cancro. Assim, os resultados positivos podem ser uma indicação para o encaminhamento para profissionais experientes. [6][20][21]

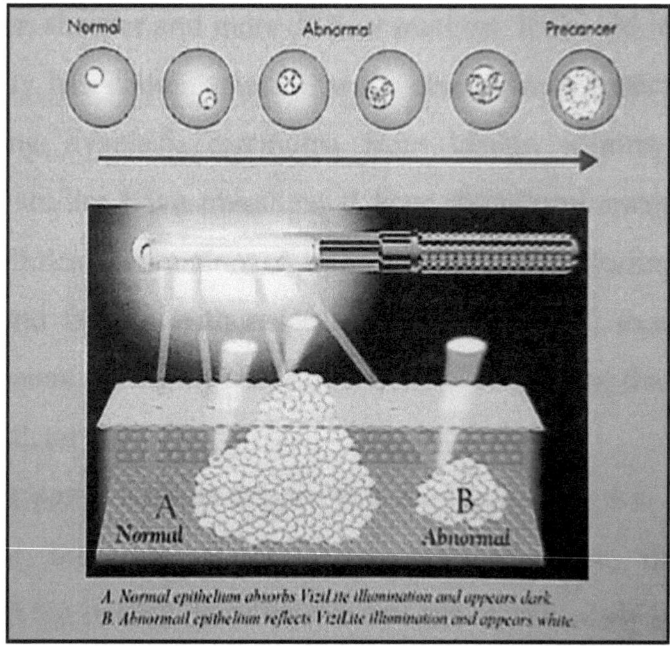

Fig. 24

Quimiluminescência [14],

A inspeção clínica da mucosa oral com a ajuda de luz azul/branca quimioluminescente foi recentemente sugerida para melhorar a identificação de anomalias da mucosa em relação à utilização de luz incandescente normal. A tecnologia relevante (sistema ViziLite - Zila Pharmaceuticals, Phoenix, AZ) envolve a utilização de um enxaguamento oral com uma solução de ácido acético a 1% durante 1 minuto, seguido do exame da mucosa oral sob luz azul/branca quimioluminescente difusa (comprimento de onda de 490 a 510 nm).

A teoria subjacente a esta técnica é a de que o ácido acético remove a barreira glicoproteica e desseca ligeiramente a mucosa oral, pelo que as células anormais da mucosa absorvem e reflectem a luz azul/branca de uma forma diferente das células normais. Assim, a mucosa normal aparece azulada, ao passo que as áreas anormais da mucosa reflectem a luz (devido ao rácio nuclear/citoplasmático mais elevado das células epiteliais) e aparecem mais acetobrancas com margens mais brilhantes, mais nítidas e mais distintas. É de salientar que nenhum estudo demonstrou que a quimioluminescência pode ajudar a diferenciar a displasia/carcinoma das lesões benignas. Assim, a maioria dos estudos investigou a forma como a quimiluminescência melhora a avaliação clínica subjectiva das lesões intra-orais, incluindo o brilho, a nitidez e a textura, em relação ao exame clínico de rotina. Uma vez que estes parâmetros são altamente subjectivos, não é surpreendente que os resultados tenham sido contraditórios.

Enquanto alguns autores referem que esta técnica pode melhorar a deteção de anomalias intra-orais (independentemente da sua natureza), outros referem que a taxa de deteção global não melhorou significativamente e que a luz quimiluminescente produziu reflexos que tornaram a visualização ainda mais difícil do que com a luz incandescente.

Microlux Diagnostics Light (MicroluVDL) [20][21]

Kit económico de rastreio do cancro oral Microlux/DL melhorado, reforça o exame visual

Com a tecnologia de luz refractiva já comprovada para ajudar a salvar vidas na deteção de anomalias pré-cancerosas do colo do útero, a **Microlux Diagnostics Light (MicroluVDL)** torna este avanço nos cuidados aos doentes simples e pouco dispendioso. Quando utilizada em conjunto com os exames convencionais da mucosa oral, melhora a identificação, avaliação e monitorização das anomalias e alterações dos tecidos moles em todos os pacientes.

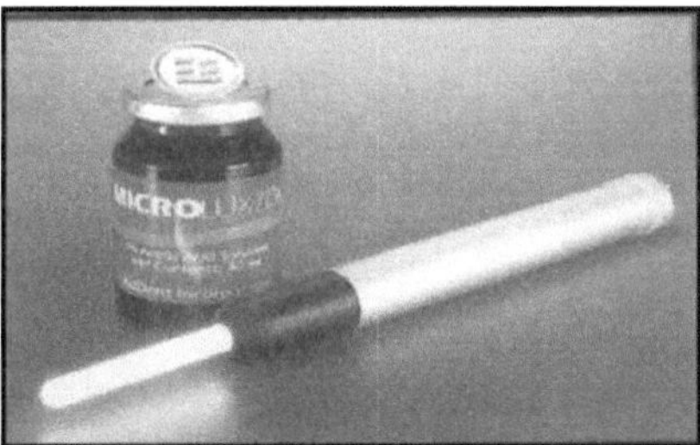

Fig. 25

O exame Microlux/DL é indolor, não invasivo e demora menos de três minutos. Depois de detetar quaisquer lesões acetobrancas nos tecidos moles durante um exame de rotina, basta pedir ao paciente para enxaguar com a solução de ácido acético Microlux/DL a 1% durante 60 segundos. De seguida, repita o exame oral utilizando o Microlux/DL.

Uma vez que o ácido acético desidrata o citoplasma das lesões acetobrancas, as propriedades refractivas da lesão são alteradas. Sob a luz difusa do guia de luz especial de fibra ótica MicroluVDL, as lesões acetobrancas ou ieucoplásicas tornam-se mais visíveis. As células irregulares adquirem uma tonalidade esbranquiçada que contrasta com o tecido circundante, ajudando a identificar as anomalias que requerem mais exames.

Inclui a pega do transiluminador Microlux LED alimentado por bateria, uma guia de luz DL autoclavável, seis doses individuais de solução de ácido acético Microlux DL Rinse a 1% (30 ml por frasco) e três pilhas substituíveis de tamanho N 1,5 V.

SIDA ÓPTICA

As três principais técnicas atualmente utilizadas na deteção de displasia e malignidade orais são a **espetroscopia de fluorescência, a espetroscopia Raman** e **a espetroscopia de dispersão elástica.**

Espectroscopia de fluorescência (FS):

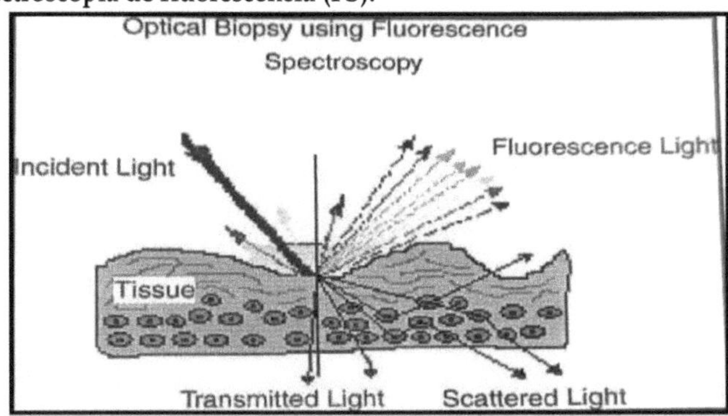

Fig. 26

Princípio da espetroscopia de fluorescência.

Quando as células interagem com a luz, ficam excitadas e reemitem luz de várias cores (fluorescência), o que pode ser detectado por espectrómetros sensíveis.

Todos os tecidos são fluorescentes devido à presença de cromosferas fluorescentes (fluoróforos) no seu interior. A espetroscopia de fluorescência (Fig. 26) pode detetar estas substâncias e fornecer espectros caraterísticos que reflectem as alterações bioquímicas que ocorrem no tecido. Os espectros resultantes não só detectam a luz fluorescente como também são sensíveis às estruturas que absorvem a luz, por exemplo, a hemoglobina.
Os Auorosforos normalmente detectados incluem NADH, colagénio,e Iastina e co-factores como as flavinas (FAD, FMN).

A fluorescência pode ocorrer como autofluorescência (se incluída pela luz UV) ou como um fenómeno induzido por laser e pode também ser reforçada pela aplicação tópica ou sistémica de ácido 5-aminolaevulínico (ALA) e pode ser utilizada para medições de ponto único ou de imagem.

Os tecidos displásicos e malignos, para além de terem caraterísticas espectrais diferentes, tendem a apresentar um aumento da fluorescência vermelha e uma diminuição da fluorescência verde, o que constitui um indicador preciso de displasia e malignidade.

Os tecidos malignos também têm uma capacidade limitada de metabolizar o ferro, pelo que uma aplicação exógena de ALA resultará num aumento intracelular da protoporfirina IX, que aumenta a fluorescência dos tecidos.

Alfano et al. descreveram pela primeira vez a utilização da espetroscopia de autofluorescência in vivo para diferenciar entre tecidos normais e malignos. Desde então, vários autores registaram os seus resultados com esta técnica. Recentemente, a técnica também tem sido utilizada na mucosa oral em vários locais anatómicos da cavidade oral, que podem ser utilizados como base para estudos posteriores.

Dhingra et al. utilizaram a autofluorescência induzida por laser para examinar áreas de neofasia oral e áreas contra-laterais de mucosa oral normal. Verificaram que a diferença era mais acentuada em duas intensidades, nomeadamente 370 nm e 410 nm, e também notaram um aumento da fluorescência no comprimento de onda vermelho (>600 nm) em áreas malignas. Este facto foi considerado como sendo devido à maior concentração de porforinas endógenas.

Gillenwater et al. utilizaram a autofluorescência para analisar a mucosa oral neoplásica e não neoplásica e verificaram que as intensidades de fluorescência eram menores nos locais anormais do que nos normais. Mostraram que a relação entre o espetro vermelho (>600 nm) e o espetro azul (455-490 nm) era maior em áreas de doença anormal. Utilizando a intensidade de pico a 337 nm, também conseguiram obter uma sensibilidade de 88% e uma especificidade de 100%.

Wang et al. utilizaram a espetroscopia de autofluorescência induzida por luz com comprimentos de onda de excitação dupla para distinguir entre mucosa oral maligna e normal. Utilizando duas áreas espectrais (375-385 nm e 465475 nm), conseguiram demonstrar uma sensibilidade de 81,25% e uma especificidade de 93,75% com um valor preditivo positivo de 92,86%.

Com a normalização da instrumentação e algoritmos de diagnóstico adequados, a espetroscopia de fluorescência tem um grande potencial tanto para identificar de forma não invasiva alterações neoplásicas numa fase inicial como para ser utilizada como ferramenta de rastreio para a deteção de lesões primárias subsequentes. [22]

Espectroscopia de dispersão elástica (ESS) :

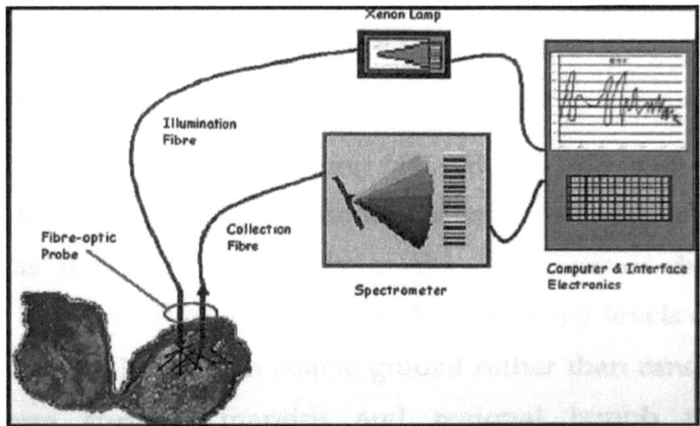

Fig. 27: Sonda de fibra ótica utilizada em contacto com os tecidos na ESS

A ESS é uma técnica emergente que gera um espetro dependente do comprimento de onda que reflecte alterações estruturais e morfológicas nos tecidos. A dispersão elástica implica que a luz retorna com a mesma energia cinética que os fotões incidentes. A luz incidente pode sofrer um único ou, mais frequentemente, vários eventos de dispersão antes de ser novamente recolhida na mesma superfície por uma sonda ótica e os dados analisados. Os dados adquiridos reflectem tanto as propriedades de dispersão como de absorção desse tecido. Foi demonstrado que este processo de dispersão ocorre em gradientes a nível celular e subcelular.

As estruturas que induzem a dispersão (centros de dispersão) são o núcleo, a concentração de cromatina e os organelos subcelulares.

Assim, a ESS demonstrou ser sensível ao tamanho do núcleo, ao conteúdo da cromatina, à relação núcleo/citoplasma e à aglomeração celular, que são todos critérios que o histopatologista procura ao estabelecer a malignidade de um tecido.

A ESS tem a vantagem de ser rápida, fiável e económica e, potencialmente, oferece um diagnóstico in situ, não invasivo e em tempo real. A técnica não tem sido utilizada apenas no diagnóstico de displasia e malignidade, mas pode ser utilizada para monitorizar os níveis de quimioterapia e os níveis de oxigenação do retalho livre. Pode também permitir a realização de biópsias guiadas em vez de biópsias aleatórias e a avaliação intra-operatória das margens cirúrgicas e dos gânglios linfáticos regionais[22].

Espectroscopia Raman

A espetroscopia Raman raramente tem sido utilizada isoladamente na investigação da malignidade oral, mas é utilizada em conjunto com a ESS e a fluorescência na forma tri-modal para analisar a mucosa oral displásica e maligna e também para investigar a osteoradionecrose. Lau et al. investigaram a fiabilidade da espetroscopia Raman na diferenciação entre tecido normal e tecido canceroso num grupo de seis homens chineses submetidos a cirurgia na sequência de um carcinoma da nasofaringe; os tecidos normais e cancerosos ressecados foram submetidos à espetroscopia Raman, que poderá ser um instrumento útil para distinguir o cancro do tecido normal. A identificação espetral de malignidade e de alterações anormais anteriores foi conseguida numa série de estudos sobre o carcinoma da laringe (sensibilidade de 92%, especificidade de 90%), displasia da laringe (sensibilidade de 76%, especificidade de 91%) e o carcinoma da faringe foi facilmente diagnosticado com esta técnica. A espetroscopia Raman também se revelou uma ferramenta potencial para a identificação e classificação objectivas de neoplasias no esófago de Barrett.

Espectroscopia de trimodelo (TS) [22]

A precisão das técnicas pode ser aumentada através da combinação dos três métodos, o que é conhecido como espetroscopia trimodal. Bohorfoush

AG2 sugeriu alguns atributos subjacentes únicos do epitélio maligno que são mensuráveis utilizando a espetroscopia de tecidos.

Table 1

Autofluorescence	Raman spectroscopy	Elastic light spectroscopy
Shift of NADH, NADPH to oxidsed states by hypermetabolic cell metabolism	Altered concentration of nucleic acids and their forms (RNA, DNA), proteins, lipids and flavins	Disorganized epithelial orientation and architecture
Increased concentration of fluorophores	Presence of abnormal proteins (oncofetal antigens, carbohydrate antigens, mutant p53 protein)	Changes in morphology of epithelial surface texture and thickness
Cell crowding, increased distance from subepithelial collagen layer	Changes in the morphology of epithelial surface texture and thickness	Cell crowding and increase distance from subepithelial collagen layer
Changes in the morphology of epithelial surface texture and thickness		Enlargement and hyperchromicity of cell nucleus Increased concentration of metabolic organelles Presence of abnormal protein packages or particles

Esta combinação permitiu a Muller et at. diagnosticar tecido maligno/pré-canceroso com uma sensibilidade e especificidade de 96% e distinguir tecido canceroso de tecido displásico com uma sensibilidade de 64% e especificidade de 90%.

No entanto, isto pode revelar-se dispendioso e moroso, o que pode anular algumas das vantagens do trabalho in vivo. As vantagens potenciais das três técnicas de diagnóstico estão resumidas no quadro seguinte:

Autofluorescence	Raman spectroscopy	Elastic light spectroscopy
Detection of tissue abnormalities, e.g., dysplasia and cancer	Dectection of cancer and dysplasia	Detection of dysplasia, carcinoma in situ and cancer
Monitoring of hormone levels	Assessing osteoradionecrosis	Allowing performance of guided biopsies or other endoscopic therapy
Peptide and protein analysis	Assessing the chemical composition and pathological state of atherosclerosis in perfused intact coronary artery tissue	Measurement of photosensitizer uptake in tissue for photodynamic diagnosis and therapy
Diagnosis of the presence and extent of subgingival calculus	Real time knowledge of neuronal biochemical and structural change has important clinical implications during operative neurosurgical intervention and post insult monitoring	Measurement of oxygen saturation in tissue
Diagnose the hard tissues of a tooth	Monitor progression of macular degeneration Investigate intracerebral hemodynamics during sleep and at the sleep—wake transition Detection of dental caries and periodontitis	Measurement of surgical margins Measuring drug concentration and chemotherapy drug concentration in tissue

Estas técnicas demonstraram ser capazes de fornecer um diagnóstico não invasivo, in situ e em tempo real. Pode ser utilizada para monitorizar margens cirúrgicas de tecidos duros e moles e, quando utilizada em conjunto, metástases de nódulos linfáticos. Também demonstrou ser capaz de detetar alterações precoces na perfusão dos tecidos na monitorização de retalhos livres e na avaliação da osteorradionecrose.

Modalidades de imagiologia

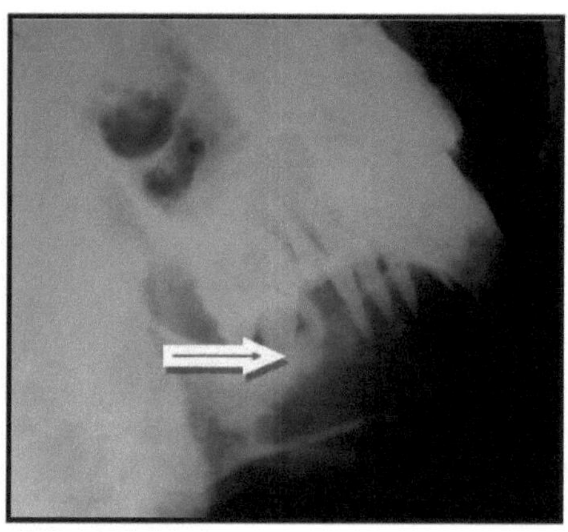

Caraterísticas radiográficas :

O carcinoma primário da mandíbula é uma lesão destrutiva. As lesões da mucosa alveolar podem infiltrar-se e causar erosão do osso alveolar, produzindo lesões destrutivas com margens mal definidas. Esta aparência de erosão irregular da margem óssea pode ser encontrada ao longo de toda a borda óssea do tumor ou ser restrita a uma área relativamente pequena. Quando as lesões se estendem ao bordo inferior da mandíbula, existe a probabilidade de uma fratura patológica.

A avaliação do envolvimento dos tecidos profundos do cancro oral, a presença de linfadenopatia cervical e a avaliação adicional do tumor primário requerem frequentemente a utilização de várias modalidades de imagiologia.

As radiografias simples, como a panorex, a vista oclusal e as vistas anterioposterior e oblíqua dos maxilares, só podem demonstrar o envolvimento ósseo grosseiro. As radiografias simples não são úteis no rastreio de rotina porque não mostram a invasão cortical. Devido a razões técnicas, o córtex lingual da linha média da mandíbula não pode ser avaliado adequadamente por uma panorâmica. As películas periapicais e oclusais podem aumentar a panorâmica na demonstração da invasão por tumores que surgem na proximidade dos maxilares.

Os exames de TC com contrastes intravenosos são a modalidade de imagem mais comum utilizada na avaliação da extensão dos tecidos profundos dos tumores do cancro oral.

Os exames de TC podem não ser ideais para a avaliação de rotina de tumores da cavidade oral, especialmente se forem obscurecidos por artefactos de dispersão.

Os exames de TC demonstram claramente as alterações ósseas, tais como a destruição cotical da base do crânio e da mandíbula e a invasão do tumor no canal mandibular. A capacidade da TC para distinguir o tumor da gordura torna-a útil na avaliação de tumores na cavidade oral.

As vantagens da TC incluem a disponibilidade em todos os centros, um custo progressivamente mais baixo e uma boa determinação dos tecidos moles. Com o advento do Dentascan, é possível obter melhores imagens da mandíbula, maxila e dentes. Os exames de TC são também mais bem tolerados do que os exames de RMN pela maioria dos pacientes.

A decisão de utilizar a RM versus a TC deve basear-se nas informações necessárias para um planeamento cirúrgico adequado. A RM é superior na definição dos pormenores dos tecidos moles, tem capacidade de obtenção de imagens com múltiplos planeadores e pode demonstrar melhor a extensão intracraniana dos tumores. Os pormenores ósseos não são claros na RM; no entanto, a RM discerne facilmente variações subtis nos tecidos moles e distingue alterações inflamatórias de tumores recorrentes de fibrose. A RM utiliza ondas de rádio e ímanes e uma das principais vantagens da RM é a capacidade de produzir imagens em qualquer orientação - axial, coronal, sagital - sem necessidade de reposicionar o doente. Os tempos de obtenção de imagens são ainda mais longos com a RM; no entanto, é possível obter uma resolução comparável à da TC com a RM. Se estiver prevista qualquer ressecção óssea no plano de tratamento, o envolvimento ósseo deve ser avaliado por TC ou RM. A RM pode ser utilizada em conjunto com ou em vez da TC e pode ser superior em determinados casos, especialmente em doentes com numerosas restaurações de amálgama dentária.

O ultrassom tem sido utilizado com sucesso limitado na avaliação do cancro oral, embora os nódulos do pescoço possam ser facilmente avaliados. A tecnologia de ultra-sons continua a ser barata e facilmente acessível e ganhou alguma popularidade como ferramenta de diagnóstico inicial para avaliação do pescoço antes de se obterem outras imagens do pescoço.

As margens dos nódulos, juntamente com o tamanho, podem ser determinadas, o que torna a ecografia um guia útil na realização da PAAF. Com sondas de ultra-sons mais pequenas, é possível determinar se a lesão é quística ou sólida, desde que não haja envolvimento ósseo. O osso não transmite o som, pelo que a mandíbula ou a maxila não podem ser avaliadas.

A tomografia por emissão de positrões, que é uma forma de estudo de medicina nuclear, tem sido utilizada para diferenciar a doença maligna do tumor recorrente e está atualmente a ser utilizada em algumas instituições para identificar metástases nodais e doença recorrente.

A Fluoro-Duo-Doxi-Glicose (FDG) é um isótopo imagiológico utilizado na FDG- PET que utiliza a diferença no metabolismo das moléculas de glicose marcadas radioactivamente entre tecidos normais e malignos.

A utilização clínica desta modalidade é limitada pelo seu custo e disponibilidade.

A PET está a revelar-se eficaz, com uma sensibilidade e especificidade superiores às da TC ou da RMN na deteção de tumores recorrentes e na distinção entre tumores e efeitos pós-radioterapia e cicatrizes resultantes da cirurgia oncológica.

A deteção de um tumor por PET depende da afinidade do tumor pelo FDG, da capacidade de diferenciar a captação normal da captação anormal de FDG e do tamanho do tumor.

As lesões malignas com, pelo menos, 1 cm de dimensão são geralmente detectadas pelos actuais aparelhos de PET se o tumor for superior a FGD. Os tumores são variáveis na sua captação de FDG; os tumores de origem nas glândulas salivares fazem da PET uma modalidade de imagiologia pouco fiável.

Outros factores de confusão são o facto de o músculo poder ter uma captação fisiológica intensa de FDG e os tumores com um número reduzido de células viáveis terem uma captação variável de FDG. A capacidade de distinguir a captação anormal da captação fisiológica de FDG, juntamente com a deteção de tumores, foi grandemente melhorada com o desenvolvimento de scanners PET/CT combinados.

Estas imagens anatómicas combinadas de TC, juntamente com imagens funcionais de PET, aumentaram a eficácia da deteção imprecisa de tumores por PET. As tendências actuais visam a utilização experimental da PET/CT para dirigir a radiação de feixe externo, a terapia Brachy e a radiação intersticial e monitorizar os efeitos terapêuticos da terapia.

A utilização da PET está atualmente limitada por um custo mais elevado e está a ser utilizada em casos selecionados em que a TC ou a RM não podem produzir informações suficientes isoladamente.

PET do cancro oral:

Quando utilizada isoladamente, a PET tem mostrado poucas vantagens em relação à TC ou à RM na classificação de tumores primários, uma vez que não possui a resolução espacial necessária para detalhar a integridade estrutural e a invasão tumoral. É evidente que o papel da PET no estadiamento inicial deve ser efectuado em conjunto com a TC ou a RM. Os estudos indicaram claramente a superioridade da PET e da PET-CT em comparação com outras modalidades de imagiologia no estadiamento nodal. Com a PET, são identificados pequenos nódulos malignos (que não satisfazem os critérios patológicos da TC ou da RM).

A controvérsia reside, no entanto, no significado clínico da precisão superior no estadiamento nodal. Alguns estudos concluíram que, apesar do aumento da sensibilidade e da especificidade no estadiamento, não havia diferença no resultado entre os doentes estadiados por PET e os estadiados por outros meios. Além disso, alguns estudos concluíram que a PET é inferior em termos de exatidão.

No entanto, estes estudos compararam a PET isolada sem o benefício de exames de CCT fundidos.

A PET pode ser útil nos doentes que poderiam evitar a terapêutica com um estadiamento nodal baixo. 70% dos doentes com estadiamento clínico NO são submetidos a uma dissecção nodal negativa. Uma PET negativa pode alterar esta opção de tratamento, embora, atualmente, os resultados sejam contraditórios.

Atualmente, o contributo mais valioso da PET para a imagiologia do CEC da cabeça e do pescoço é nos tumores avançados e na vigilância. A PET tem realmente uma vantagem sobre a TC e a RM para a deteção de metástases à distância e de segundos tumores primários. 10% dos doentes com cancro da cavidade oral têm um segundo tumor primário à apresentação e 22% desenvolvem um segundo tumor primário no prazo de 5 anos. Por este motivo, a PET deve ser utilizada por rotina para avaliar os doentes que apresentam tumores primários de grandes dimensões ou doença regional extensa.

A familiaridade com os padrões de disseminação do tumor na cavidade oral é essencial para uma interpretação adequada dos estudos imagiológicos. Todos os estudos imagiológicos relevantes devem ser visualizados em simultâneo, em conjunto com a história clínica adequada fornecida pelo cirurgião. A TC e a RM da cavidade oral podem ser complementares para avaliar o cancro, embora a RM seja mais adequada para este fim. Atualmente, a PET-CT pode ser útil no doente com um tumor primário de grandes dimensões para identificar uma doença à distância, para avaliar o doente com um tumor primário desconhecido e para identificar um tumor residual ou recorrente no pescoço após o tratamento. A utilização de rotina da PET no estadiamento nodal é controversa, embora o benefício da fusão PET-CT não tenha sido avaliado.

As tecnologias de RM e TC estão a evoluir rapidamente e as limitações de cada uma destas modalidades que foram descritas em relatórios publicados mais antigos devem ser tidas em consideração[23].

Tradicionalmente, o pescoço dos doentes com CECP é examinado por palpação. No entanto, este não é um método muito fiável. Tanto a sensibilidade como a especificidade são baixas, com valores de cerca de 60-

80 %.

As técnicas de imagiologia são mais exactas. São capazes de detetar depósitos tumorais mais pequenos. Além disso, conseguem distinguir melhor entre metástases e outras causas de massas (palpáveis) no pescoço. Com a utilização de técnicas de imagiologia como a tomografia computorizada (TC), a ressonância magnética (RM) e a ecografia (US), é possível obter uma maior precisão e sensibilidade, em particular.

No entanto, a distinção entre metástases e outras causas de aumento dos gânglios linfáticos baseia-se, para além dos critérios de tamanho, principalmente em critérios morfológicos. Com base nisto, tem de ser escolhido um ponto de corte ótimo para distinguir os resultados positivos dos negativos, equilibrando entre resultados mais ou menos falsos negativos e falsos positivos. Consequentemente, o aumento da especificidade através de critérios mais rigorosos para a deteção de metástases só é possível à custa de uma diminuição da sensibilidade e vice-versa.

De facto, em estudos com taxas de sensibilidade bastante elevadas de 84-97%, foi encontrada uma especificidade relativamente mais baixa de 71-82%. Em contrapartida, os estudos que apresentam uma sensibilidade mais baixa, de 40-60%, apresentam valores de especificidade entre 85% e 92%.

Os ultra-sons (US) têm a vantagem de poderem ser facilmente combinados com a biopsia por aspiração com agulha fina (FNAB), resultando numa especificidade de 100% para a técnica combinada de biopsia por aspiração com agulha fina guiada por ultra-sons (UGFNAB). Demonstrou ser muito exacta na avaliação da doença metastática regional. Combina a elevada sensibilidade da US com a excelente especificidade da biopsia por aspiração com agulha fina.

No entanto, em doentes com um pescoço clinicamente negativo, os números são menos impressionantes: devido ao facto de ser necessário um tamanho mínimo para a deteção de metástases linfonodais através de técnicas de imagiologia, mesmo a ultrassonografia (US) com biopsia aspirativa por agulha fina guiada por ultra-sons (UGFNAB) identifica metástases clinicamente ocultas com uma sensibilidade não superior a 4876%.

Para aumentar esta sensibilidade, são exploradas várias técnicas, mas com sucesso variável. A aspiração após a identificação do gânglio sentinela através da cintigrafia Iympho não parece aumentar a sensibilidade.

No entanto, as técnicas mais recentemente estudadas para detetar mesmo quantidades muito pequenas de tumor nos aspirados, como a imunohistoquímica ou a PCR, parecem ser capazes de aumentar a sensibilidade do exame citológico.

As melhorias nas técnicas de imagiologia contribuirão, sem dúvida, para um melhor estadiamento do pescoço antes do tratamento. Na imagiologia por RM, os novos desenvolvimentos com diferentes técnicas de realce melhorarão a diferenciação entre nódulos normais e metastáticos. No entanto, a incapacidade da RM para identificar pequenos depósitos metastáticos limita a melhoria da sensibilidade e, por conseguinte, o impacto clínico destas técnicas.

Mais recentemente, foram exploradas novas técnicas, como a radioimunocintigrafia (RIS), a tomografia por emissão de positrões (PET) e os procedimentos do nódulo sentinela. No entanto, a maioria destas técnicas continua a ter a limitação de que as metástases têm de ter um tamanho mínimo para serem detectadas.

Até dois terços das metástases nodais no CECP são mais pequenas do que 1 cm e até um terço são mais pequenas do que 3 mm, o que, na melhor das hipóteses, está próximo do limiar de deteção mesmo das técnicas de imagiologia avançadas[24].

DIAGNÓSTICO LABORATORIAL

Método de citologia

Métodos histológicos

Micropscopia eletrónica

Imunohistoquímica

Biomarcadores

Molécula Aids

Diagnóstico laboratorial

CITOLOGIA ESFOLIATIVA NO CANCRO ORAL [32]

Nas últimas décadas, assistimos a uma mudança dramática dos métodos histopatológicos para os métodos moleculares de diagnóstico de doenças e a citologia esfoliativa ganhou importância como um método rápido e simples para obter amostras de ADN. As alterações ocorrem a nível molecular antes de serem observadas ao microscópio e antes de ocorrerem alterações clínicas.

As células orais podem ser obtidas através de diferentes sistemas físicos de raspagem da superfície da mucosa, através da lavagem da cavidade oral ou mesmo através da recolha de uma amostra de saliva dos pacientes. A fiabilidade dos diferentes instrumentos utilizados na citologia esfoliativa oral foi analisada em diferentes estudos. O instrumento ideal utilizado para efetuar um bom esfregaço citológico deve ser fácil de utilizar em qualquer local, causar um trauma mínimo e fornecer um número adequado e representativo de células epiteliais[32].

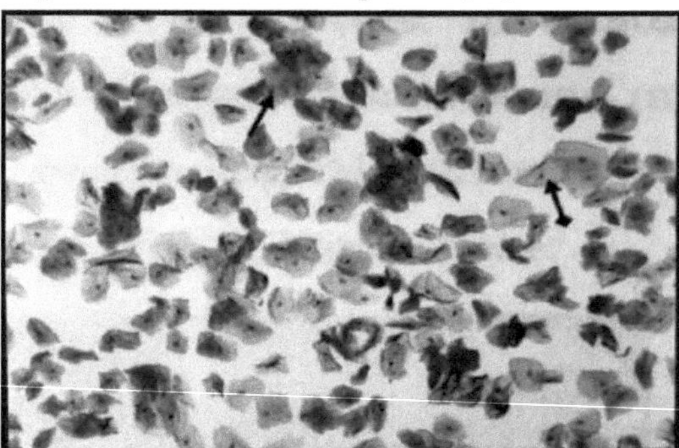

Fig. 28: A distribuição uniforme das células escamosas orais num esfregaço de LBS (·→) células superficiais, (↑) células intermédias, objetiva X10.

Citologia em meio líquido

Desde que a citologia em meio líquido foi desenvolvida nos anos 90, vários estudos comparativos demonstraram que pode oferecer vantagens significativas em relação à citologia esfoliativa convencional. Os resultados obtidos no exame do colo do útero, por exemplo, mostraram que as preparações em base líquida reduzem os problemas relacionados com erros de amostragem, má transferência e fixação da amostra celular.

No rastreio do cancro cervical uterino, as preparações de base líquida também demonstraram uma redução significativa das taxas de falsos negativos em comparação com as dos esfregaços convencionais.

Num estudo recente realizado no Brasil, as preparações de base líquida resultaram numa maior resolução das amostras, bem como numa melhor morfologia citológica para pênfigo vulgar, carcinomas de células escamosas, lesões por HSV e infecções por fungos.

Mais tarde, a micronucleação foi aceite como um indicador fiável para monitorizar a eficácia dos agentes quimiopreventivos contra o cancro e para monitorizar a toxicidade dos produtos químicos. Num estudo realizado pelo autor comparando as alterações pós-radiação em células orais normais e malignas, verificou-se que várias anomalias morfológicas demonstraram um aumento significativo consistente com a dose de radiação.

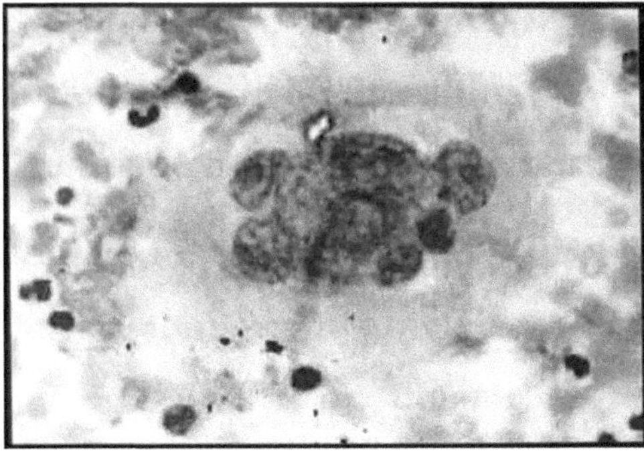

Fig. 28: Fotomicrografia de células malignas após radioterapia mostrando múltiplos brotamentos nucleares. (H&E x 1000).

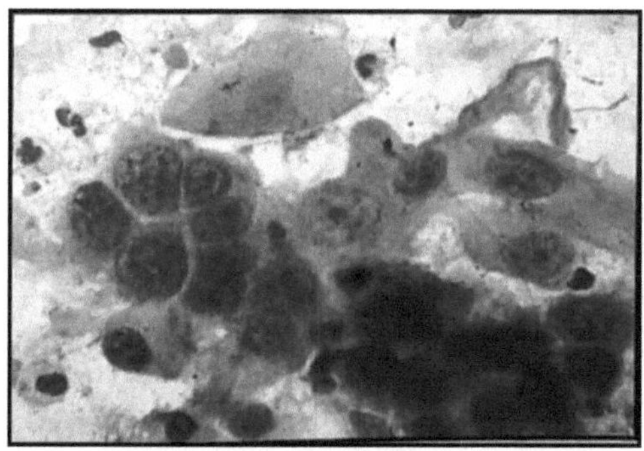

Fig. 29: Fotomicrografia de uma amostra de biópsia por escovagem oral de um doente com carcinoma de células escamosas da mucosa bucal com uma relação necleo-citoplasmática elevada, atipia marcada e cromatina grosseiramente granular num fundo necrótico. (Papanicolau modificado x 1000).

Citomorfometria

Ogden et al. sugeriram que as técnicas quantitativas, baseadas na avaliação de parâmetros como a área nuclear (AN), a área cutoplasmática (AC) e a relação área núcleo/área citoplasmática (AN/AC), podem aumentar a sensibilidade da citologia esfoliativa para o diagnóstico precoce dos cancros orais, uma vez que estas técnicas são precisas, objectivas e reprodutíveis.

Cowpe et al. demonstraram que a citologia esfoliativa é capaz de detetar alterações malignas, através da estimativa de NA/CA utilizando o método do planímetro em esfregaços com coloração de Papanicolaou.

Este estudo, publicado em 1985, concluiu que 50 células eram suficientes para dar indicação de alterações malignas. Desde então, têm sido realizados vários estudos utilizando a técnica descrita por estes autores para avaliar a influência de diversos factores sistémicos e externos na NA, CA e NA/CA.

Nestes estudos, os planímetros foram substituídos por técnicas semiautomáticas de análise de imagem, que são mais rápidas, mais exactas e mais reprodutíveis. Cowpe et al. verificaram que os tecidos em transformação maligna apresentam tipicamente uma redução da CA antes da redução da NA.

Sugeriram também que as amostras de mucosa saudável do mesmo doente constituem o melhor controlo. Ramaesh et al. utilizaram técnicas citomorfométricas para avaliar o diâmetro nuclear (DN) e o diâmetro citoplasmático (DC) na mucosa oral normal, em lesões displásicas e em carcinomas de células escamosas. Verificaram que o DC era mais elevado na mucosa normal, mais baixo nas lesões displásicas e mais baixo nos CEC. Em contraste, a ND era mais baixa na mucosa normal, mais alta na lesão displásica e mais alta nos CEC. [32]

Estes estudos sugerem que a redução do tamanho do núcleo e o aumento do tamanho do citoplasma são indicadores precoces úteis de transformação maligna, pelo que a citologia esfoliativa é útil para monitorizar lesões clinicamente suspeitas e para a deteção precoce de malignidade.

Conteúdo de ADN nuclear e citometria de imagem de ADN [32]

A citometria estática permite a quantificação do conteúdo de ADN em células obtidas por citologia esfoliativa. No entanto, a coloração de rotina com hematoxilina-eosina é inadequada para este fim, sendo necessárias técnicas especiais para garantir que a intensidade da coloração é proporcional ao conteúdo de ADN. A reação de Feulgen satisfaz este critério, uma vez que se trata de um procedimento estequiométrico: por outras palavras, cada molécula fixa do reagente de Schiff corresponde a uma porção consentida e equivalente do ADN.

A vantagem deste procedimento é que as intensidades de coloração (e, por conseguinte, o conteúdo de ADN) podem ser determinadas automaticamente por espetrofotometria ou densitometria, bem como por análise de imagens digitais.

Utilizando a citologia e a citometria de imagem de ADN, é fácil provar que as lesões orais com o diagnóstico de líquen plano e outras doenças inflamatórias não apresentam células suspeitas. Uma revisão recente da literatura situa a taxa de transformação maligna do líquen plano em carcinoma de células escamosas em 0,02%. Pelo contrário, a presença de células malignas foi demonstrada num dos 21 casos com leucoplasia (4,76%), em todos os casos com eritroplasia e em todos os carcinomas de células escamosas.

Uma meta-análise de 2236 casos de leucoplasia de cinco estudos revelou um intervalo de transformação maligna da leucoplasia entre 2,2 e 17,5%. Além disso, Sciubba, Silverman et al. e Mashberg et al. salientaram o facto de a eritroplasia, que ocorre como lesão isolada ou como componente da leucoplasia (eritroleucoplasia), ser um marcador de displasia epitelial grave ou de carcinoma in situ. De facto, 90% das eritroplasias foram diagnosticadas histologicamente como carcinoma in situ ou invasivo.

Num estudo, foi demonstrado que a sensibilidade do diagnóstico citológico combinado com a citometria de imagem de ADN pode atingir 100%, enquanto a especificidade foi de 97,4%. Os autores relataram um caso de eritroplasia em que a variabilidade intra-observador entre quatro patologistas levou a diagnósticos que variaram de displasia ligeira a grave e, devido ao diagnóstico citológico e citométrico de ADN (displasia grave com aneuploidia de ADN), este caso foi finalmente diagnosticado com base num diagnóstico citológico e citométrico de ADN precoce antes do diagnóstico histológico.

Remmerbach et al. referiram que a sensibilidade do diagnóstico citológico combinado com a citometria de imagem de ADN era de 98,2% e a especificidade de 100%, quando comparada com o padrão de ouro da histologia

Num estudo, Maraki et al. analisaram 150 doentes com displasia epitelial comprovada histologicamente, dos quais 36 desenvolveram carcinoma de células escamosas. A citometria de DNA mostrou diploidia de DNA em 105 pacientes. 20 pacientes tinham DNA-poliploidia e em 25 pacientes foi encontrada DNA-aneuploidia no momento do diagnóstico inicial. O carcinoma desenvolveu-se em apenas três das 105 lesões diplóides, em comparação com 21 das 25 lesões aneuplóides. Remmerbach et al. concluíram, no contexto clínico, que a aneuploidia do ADN pode detetar malignidade histologicamente óbvia, 1-15 meses antes da histologia. Sudbo et al. analisaram material de arquivo e referiram que o conteúdo de ADN nuclear em células de leucoplasia oral pode ser utilizado para prever o risco de leucoplasia oral pode ser utilizado para prever o risco de displasia epitelial oral até 5 anos antes do diagnóstico histológico [43]. Com base nestas observações, propuseram a realização de biópsias por escovagem com exame citológico/ citométrico de ADN para avaliação microscópica de manchas brancas ou vermelhas da cavidade oral (leucoplasia ou eritroplasia).

A descoberta de células tumorais ou de aneuploidia do ADN deve levar a uma excisão total das respectivas lesões e a um exame histológico.

Análise molecular: [32]

Enquanto a avaliação citológica oral clássica é trabalhosa e requer um elevado grau de perícia para identificar as células com morfologia suspeita, a análise das alterações moleculares é objetiva e tenta identificar anomalias genéricas específicas. A possibilidade de demonstrar a sua utilidade no diagnóstico precoce de lesões orais pré-malignas e cancerígenas.

1. Alterações genéticas

Atualmente, a malignidade é considerada como um processo causado pela acumulação de múltiplas alterações genéticas, que afectam o ciclo celular e a diferenciação celular normal. Estas alterações são nomeadamente adquiridas (somáticas), embora algumas delas possam ser herdadas e, quando activam protooncogenes, genes supressores de tumores inactivos ou afectam enzimas que reparam o ADN, podem levar a uma transformação maligna.

A maior parte dos carcinogéneos da cavidade oral são agentes mutagénicos químicos (tabaco), físicos (radiação) e infecciosos (vírus do papiloma humano, Candida) que podem causar alterações na estrutura dos genes e dos cromossomas através de mutações, deleções, inserções e rearranjos. No entanto, algumas destas alterações podem ocorrer espontaneamente.

Estas alterações genéticas, que ocorrem durante a carcinogénese, podem ser utilizadas como alvos para a deteção de células tumorais em amostras clínicas. A análise molecular pode identificar uma população clonal de células cancerosas.

As mutações no gene supressor de tumores p53 são as alterações genéticas mais frequentes no cancro humano e apresentam uma frequência variável no cancro oral.

Vários autores estudaram e, em alguns casos, demonstraram a potencial aplicação clínica da citologia oral para a deteção de mutações pontuais no p53 como marcador neoplásico específico no CCEO. No entanto, outros autores consideram que o elevado número de mutações pontuais, que podem ser encontradas no p53, limitam a sua potencial aplicação clínica na deteção precoce e rentável do cancro oral.

2. Alterações epigenéticas, perda de hetrozigosidade e instabilidade de microssatélites

A aplicabilidade de outros marcadores moleculares, como as alterações epigenéticas (hipermetilação de regiões promotoras) e a instabilidade genómica, como a perda de hetrozigosidade (LOH) e a instabilidade de microssatélites (MSI), também tem sido estudada.

A principal modificação epigenética nos tumores é a metilação e parece que as alterações nos padrões de metilação podem desempenhar um papel importante na tumorigénese. Estas alterações epigenéticas estão frequentemente associadas à perda de expressão genética e a sua ocorrência parece ser essencial para os múltiplos eventos genéticos necessários. Assim, a progressão maligna ocorre porque estas alterações podem ser inactivas

Genes de reparação do ADN. Rosas et al estudaram os padrões de metilação dos genes pl6, MGMT e DAP-K em esfregaços de pacientes com cancro da cabeça e do pescoço. Detectaram padrões de hipermetilação anormais em ambos os tipos de amostras através de uma reação em cadeia da polimerase (PCR) específica para a metilação. Propuseram que esta técnica permite uma deteção sensível e eficiente do ADN tumoral e é potencialmente útil para detetar e monitorizar recorrências nestes doentes. A perda de heterogeneidade (LOH) e outras alterações moleculares indicativas de carcinogénese oral podem ser facilmente identificadas em células esfoliadas.

Huang et al. utilizaram técnicas de PCR para amplificar o ADN de amostras de citologia esfoliada de carcinomas orais, para análise de polimorfismos de fragmentos de restrição (RFLPs). Verificaram que 66% dos tumores estudados apresentavam LOH numa posição da sequência do p53, enquanto 55% apresentavam LOH noutra localização. A análise por PCR e RFLP também foi utilizada para a deteção de marcadores de microssatélites, ou seja, sequências de ADN curtas e repetitivas. As mutações de microssatélites, LOH ou instabilidade (MI) são todas caraterísticas dos carcinomas de células escamosas da cabeça e do pescoço, pelo que podem ser utilizadas como marcadores moleculares de malignidade. As regiões de microssatélites estão distribuídas ao longo do genoma e têm sido ampla e satisfatoriamente utilizadas como marcadores moleculares para a carcinogénese.

As alterações nestas regiões têm sido utilizadas como marcadores clonais e para a deteção de células tumorais entre as células normais. Vários estudos demonstraram, utilizando marcadores de microssatélites, que as alterações em determinadas regiões dos cromossomas 3p, 9p, 17p e 18q estão associadas ao desenvolvimento de carcinomas espinocelulares da cabeça e do pescoço.

Nunes et al. realizaram uma análise de microssatélites em células colhidas na cavidade oral de doentes com cancro oral da orofaringe por citologia esfoliativa e por colutório, encontrando LOH em 84% das amostras, embora com diferenças consoante o estádio do tumor. Estes autores sugerem que este tipo de técnicas poderá ser útil para o diagnóstico precoce e para o acompanhamento do doente. Num outro estudo, Spafford et al. identificaram alterações genéticas (LOH ou MI) em todas as lesões malignas da cavidade oral incluídas na sua amostra. Por outro lado, nenhum dos seus pacientes saudáveis apresentou tais alterações, indicando a especificidade muito elevada destes métodos.

3. Estudos do genoma viral [32]

As lâminas de citologia de arquivo também podem ser utilizadas para a deteção do ADN do HPV com ISH. O diagnóstico de lesões metastáticas é geralmente determinado por aspiração com agulha fina. O papilomavírus humano (HPV) está agora a ser considerado como um agente causal num subconjunto de CECP (FF). Foi estudada a presença de ADN do HPV por hibridação in situ (ISH) em lesões metastáticas de CECP, utilizando material citopatológico de arquivo fixado em álcool, e foram caracterizadas as caraterísticas citológicas das lesões metastáticas de CECP positivas para HPV; foi feita uma correlação entre o ADN do HPV e a origem das lesões metastáticas.

4. Índice de proliferação e análise AgNOR [32]

O Ki 67 foi estudado em esfregaços citológicos orais utilizando imunocitoquímica para avaliar a natureza da lesão e a resposta ao tratamento. Sharma et al, avaliaram a expressão do Ki-67 em radioterapia citológica em 43 pacientes. A expressão do Ki-67 foi observada num número extremamente reduzido de células. Apenas 10 tumores apresentaram células positivas e o índice de marcação variou de 0,1% a 0,01%.

Após 24 irradiações de cinzento, nenhum caso apresentou células Ki-67 positivas. A validade da citologia oral para analisar o número de células queratinizadas e a atividade nucleolar (AgNORs) em doentes fumadores foi recentemente demonstrada.

Remmerbach apresentou um relatório sobre a análise AgNOR em citologia oral e concluiu que esta pode ser utilizada como um método de rotina para o diagnóstico do cancro oral.

5. Identificação imunohistoquímica de marcadores tumorais [32]

A identificação de marcadores tumorais, nomeadamente citoqueratinas em esfregaços da cavidade oral, tem suscitado um interesse considerável. O perfil de expressão das citoqueratinas fornece informações úteis sobre o estado de diferenciação celular, mas o seu potencial para o diagnóstico precoce do cancro oral é limitado. No entanto, certas citoqueratinas, como a K8 e a K19, são indicadores úteis, se não definitivos, de malignidade, especialmente se a sua presença for interpretada em conjunto com outras informações, como o perfil de ADN.

A citologia oral está a tornar-se cada vez mais importante no diagnóstico precoce dos cancros orais, como procedimento para obter amostras de células que podem depois ser analisadas por técnicas de diagnóstico sofisticadas, como a citomorfometria, a citometria de ADN e as análises moleculares.

O advento de técnicas como a coloração com azul de toluidina, a biópsia por escovagem e a aplicação de programas informáticos sofisticados alterou o cenário e tornou a interpretação dos resultados muito mais fiável do que anteriormente.

O estudo citológico das células da cavidade oral é simples e rápido, não agressivo e relativamente indolor: é, portanto, bem aceite pelos pacientes e adequado para aplicação de rotina em programas de rastreio da população, para análise precoce de lesões suspeitas e para monitorização pré e pós-tratamento de lesões malignas confirmadas.

CARACTERÍSTICAS HISTOPATOLÓGICAS

A maioria dos carcinomas orais de células escamosas surge a partir de epitélio histologicamente normal. Verifica-se uma proliferação epitelial e a invasão do tecido subjacente por filamentos e ilhas de células.

A maior parte dos tumores são bem diferenciados e a maioria das células assemelha-se a células espinhosas normais. Existem vários graus de displasia com hipercromatismo, pleomorfismo, aumento do rácio citoplasmático nuclear, queratinização prematura e formação de massas esferoidais de queratina nas profundezas do epitélio - pérolas de queratina. Há um aumento do número de mitoses, algumas podem ser anormais. [30]

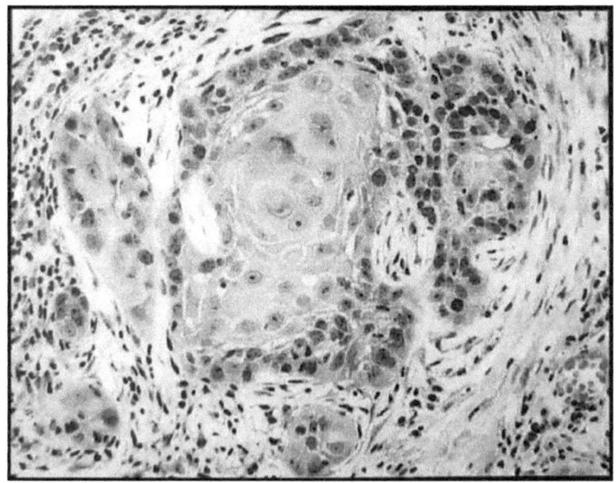

Fig. 29: Carcinoma de células escamosas bem diferenciado.

Nos tumores menos bem diferenciados, os ninhos de células podem estar ausentes, embora possa haver queratinização de células individuais e uma camada de células espinhosas proeminente.

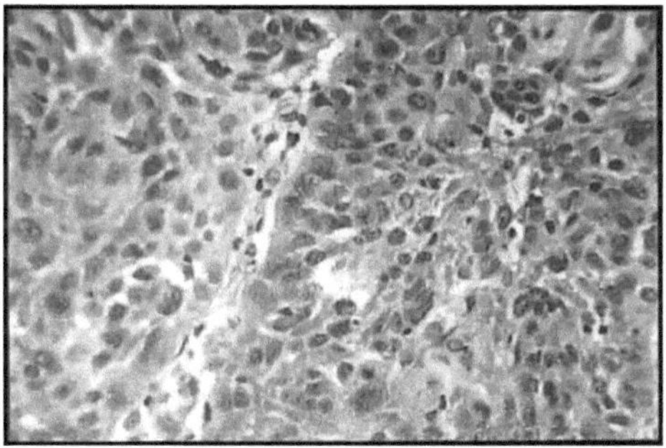

Fig. 29: Carcinoma de células escamosas moderadamente diferenciado.

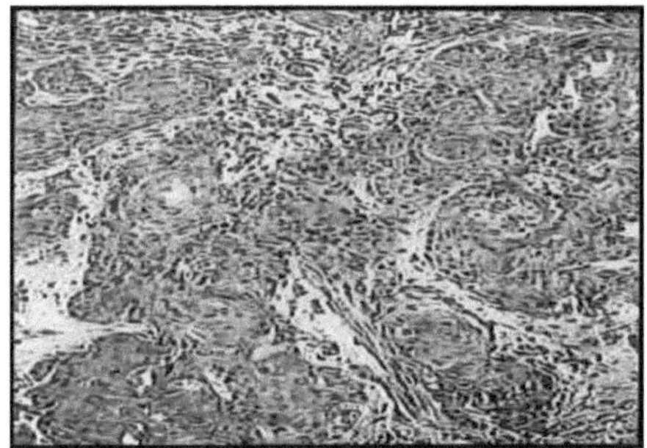
Fig. 30: Carcinoma de células escamosas pouco diferenciado.

Uma análise multiparamétrica do carcinoma espinocelular oral que incorpora variáveis como o grau de queratinização, o padrão de invasão, o pleomorfismo nuclear, a taxa mitótica e a resposta linfocítica tem sido defendida por vários autores para ajudar a prever a recorrência local e a sobrevivência global. [25]

Estadiamento: O tamanho do tumor e a extensão da disseminação metastática do carcinoma oral de células escamosas são os melhores indicadores do prognóstico do doente. A quantificação destes parâmetros clínicos é designada por estadiamento.

Classificação: A avaliação histopatológica do grau em que os tumores se assemelham ao seu tecido de origem (epitélio escamoso) e produzem o seu produto normal (queratina) é designada por classificação. [11]

Vários sistemas de classificação do carcinoma espinocelular oral têm sido apresentados com base nas populações de células tumorais e na relação tumor-hospedeiro. Vários autores, nomeadamente Broaders, Jacobssons, Fischer, Lund, Bryne. O mais aceite e seguido é a classificação de Bryne.

Histologic grading of malignancy of tumor cell population				
Morphologic parameter	Points			
	1	2	3	4
Degrees of keratinization	Highly keratinized (>50% of the cells)	Moderately keratinized (20-50% of cells)	Minimal keratinization (5-20% of cells)	No keratinization (0-5% of cells)
Nuclear polymorphism	Little nuclear polymorphism (>75% mature cells)	Moderately abundant nuclear polymorphism (50-75% mature cells)	Abundant nuclear polymorphism (25-50% mature cells)	Extreme nuclear polymorphism (0-25% mature cells)
Number of mitoses/HPF*	0-1	2-3	4-5	> 5

Histologic grading of malignancy of tumor-host relationship				
Morphologic parameter	Points			
	1	2	3	4
Pattern of invasion	Pushing, well-delineated infiltrating borders	Infiltrating, solid cords, bands and/or strands	Small groups or cords of infiltrating cells (n > 15)	Marked and wide-spread cellular dissemination in small groups of cells (n < 15) and/or in single cells
Stage of invasion (depth)	Carcinoma in situ and/or questionable invasion	Distinct invasion, but involving lamina propria only	Invasion below lamina propria adjacent to muscles, salivary gland tissues, and periosteum	Extensive and deep invasion replacing most of the stromal tissue and infiltrating jaw bone
Lympho-plasmocytic infiltration	Marked	Moderate	Slight	None

HPF: high power field

População de células tumorais:[31]

Estrutura: A capacidade de coesão das células tumorais para manter a população de células tumorais unida foi a base para a classificação pontual deste parâmetro.

Grau 1: foi utilizado para designar um crescimento tumoral em placas sólidas e/ou em configurações papilares.

Grau 2: crescimento do tumor em bandas e filamentos. Mesmo que a aderência intercelular estivesse diminuída, em comparação com o normal, nos graus 1 e 2 a coesão era suficiente para manter a população tumoral em placas ou filamentos sólidos.

Grau 3: Corresponde à invasão tumoral sob a forma de grupos minúsculos de células devido à perda excessiva de coesão celular.

Grau 4: foi atribuído quando se verificou uma dissociação acentuada das células tumorais.

A diferenciação da população de células tumorais foi expressa pela sua tendência para a queratinização e pelo seu pleomorfismo nuclear.

Tendência à queratinização: A classificação da queratinização foi independente do facto de a queratina aparecer como células queratinizadas individualmente ou sob a forma de pérolas de queratina dentro da população de células tumorais.

Grau 1: Corresponde a tumores em que mais de 50% das células com grandes quantidades de queratina exibem queratinização.

Grau 2: moderada quantidade de queratinização (20-50%).

Grau 3: Para uma população de células tumorais pouco queratinizadas (queratinização mínima). (5-20% de células)

Grau 4: Representa a ausência de queratinização das células tumorais.

Aberração nuclear: A avaliação das aberrações nucleares incluiu a variação do tamanho e da forma dos núcleos das células tumorais imaturas. (pleomorfismo nuclear), aumento do rácio N:C e a presença de núcleos hipercromáticos, bem como mitose atípica.

Grau 1: Representa uma população de células tumorais com poucas aberrações nucleares numa população celular relativamente homogénea mais de 75% das células pareciam maduras.

Grau 2: Apresenta aberrações nucleares moderadamente abundantes, entre 50-75% das células parecem maduras.

Grau 3: Estão presentes aberrações nucleares abundantes com poucos núcleos anaplásicos grandes. Entre 25-50% da população de células tumorais é constituída por células maduras.

Grau 4: Caracterizado por populações tumorais com aberrações nucleares abundantes e numerosos núcleos anaplásicos grandes ricos em cromatina, 025% de células maduras.

Mitose: O número de figuras mitóticas foi estimado subjetivamente num campo utilizando uma ampliação de 450X.

Grau 1: Representa a ocorrência de um número de mitoses reduzido, mas superior ao normal.

Grau 2: Corresponde à ocorrência de 3-4 mitoses

Grau 3: Numerosas, 5-6 mitoses

Grau 4: Extremamente numeroso, mais de 6 mitoses.

Relação Tumor-Hospedeiro: [31]

Modo de invasão: Foi recomendado que esta caraterística morfológica fosse omitida como entidade separada, uma vez que se sobrepõe muito ao parâmetro "Padrão" ou "Estrutura" no grupo da população de células tumorais. Além disso, os critérios para este parâmetro são, em demasiados casos, difíceis de aplicar e dependem de outros factores. A avaliação do aspeto da membrana basal é, em muitos casos, difícil de descrever objetivamente e é influenciada por factores como a direção do corte e o grau de resposta inflamatória em áreas adjacentes.

Padrão de invasão: Foi recomendado que "Padrão de invasão" fosse substituído por "padrão" ou "estrutura" e "modo" de invasão. O "padrão de invasão" está incluído no grupo de relações tumor-hospedeiro para expressar as caraterísticas infiltrativas do tumor.

Grau 1: Este novo parâmetro corresponde a neoplasias com bordos bem delineados.

Grau 2: Neoplasia com infiltração de cordas sólidas, bandas, fios.

Grau 3: Neoplasia com pequenos grupos de células ou finos cordões infiltrativos, não podendo o número de células, em cada grupo, ser inferior a 15.

Grau 4: Refere-se a neoplasias com uma marcada invasão celular difusa e alargada da neoplasia em células neoplásicas individuais ou em pequenos grupos de células, em que o número correspondente de células não excede 15%.

Estágio de Invasão: Este parâmetro é sugerido para definir a profundidade de invasão da neoplasia. São consideradas as neoplasias com Ca-in situ e/ou invasão questionável.

Grau 1: Tumores com microinvasão superficial, limítrofe.

Grau 2: Invasão distinta envolvendo apenas a lâmina própria.

Grau 3: Invasão abaixo da lâmina própria, adjacente aos músculos, tecido das glândulas salivares.

Grau 4: Invasão extensa e profunda de células neoplásicas na camada de células musculares que substituem a maior parte do tecido estromal. A invasão através do periósteo para o osso maxilar também é considerada.

Infiltração lumphoplasmocítica: Considera-se que este parâmetro reflecte a reação imunológica à neoplasia. O infiltrado inflamatório pode também, no entanto, ser uma expressão morfológica da reação inflamatória, em muitos casos devido à ulceração. Muitos casos de invasão neoplásica precoce sem ulceração não apresentam frequentemente qualquer problema na classificação desta variável, mas em casos mais avançados com ulcerações extensas a dificuldade é óbvia. Uma reação imunológica local pode, nestes casos, ser difícil de separar de uma reação inflamatória causada por ulcerações. Nestes casos, a avaliação deste parâmetro deve ser efectuada o mais longe possível da ulceração, de preferência no estroma adjacente à linha da frente do crescimento da população de células tumorais.

A ocorrência de infiltrado pode ser incluída num sistema de classificação de malignidade se o material examinado tiver sido fixado de forma adequada. Deve ser considerada a presença de plasmócitos e linfócitos em estreita relação com as células neoplásicas invasivas

- **Classificado** no grau 1

* **Moderado** no grau 2 e

* **Ligeiro no grau 3** e

* **Não** é encontrado **qualquer** infiltrado inflamatório no **grau 4**

Invasão vascular: Foi um critério originalmente utilizado por Jacobson et al. Esta variável morfológica foi omitida por alguns investigadores, principalmente devido à incapacidade de definir e reconhecer a "invasão vascular" com qualquer grau de certeza.

No entanto, em estudos sobre o carcinoma de células escamosas do colo do útero e da cabeça e pescoço, verificou-se que a "invasão vascular" era um parâmetro preditivo importante.

CLASSIFICAÇÃO TNM DO CANCRO ORAL [25]

O sistema de classificação TNM foi desenvolvido por Pierre Denoix, em França, entre 1943 e 1952. É reconhecido mundialmente, tendo sido publicada uma versão revista em 2002.

É um sistema de estadiamento com base anatómica/clínica que inclui a dimensão da superfície do tumor primário, o envolvimento dos gânglios linfáticos cervicais regionais e as metástases à distância. Não tem em conta a profundidade do tumor primário ou o grau histopatológico

Princípio:

A taxa de sobrevivência ao cancro dos doentes com doença localizada é mais elevada do que a dos doentes com doença fora do local de origem.

Objectivos oí Classificação:

- Para ajudar o clínico no planeamento do tratamento
- Para fornecer valor prognóstico
- Para avaliar o resultado do tratamento
- Facilitar o intercâmbio de informações entre as equipas cirúrgicas
- Contribuir para a prossecução das investigações.

Regras gerais para a classificação TNM:

Baseia-se na avaliação de três componentes principais:

1. **T,** Diâmetro da superfície do tumor primário
2. **N ,** ausência ou presença e extensão de metástases em gânglios linfáticos regionais/cervicais.
3. **M,** ausência ou presença de metástases à distância.

<u>**Estadiamento T dos tumores do lábio e da cavidade oral**</u>

- TX: O tumor primário não pode ser avaliado.
- **TO:**Sem evidência de tumor primário.

- Tis: Carcinoma in situ.
- **Tl:** Tumor ≤ 2 cm na maior dimensão.
- **T2:** Tumor ≥ 2cm mas não > 4cm na maior dimensão.
- **T3:** Tumor > 2cm na maior dimensão
- **T4a:** O tumor do lábio invade o osso cortical, o nervo alveolar inferior, o pavimento da boca ou a pele da face (ou seja, queixo/nariz).

O tumor oral invade através do osso cortical os músculos profundos (extrínsecos) da língua (genioglosso, hioglosso, palatoglosso, estiloglosso), o seio maxilar ou a pele da face.

- T4b: O tumor envolve o espaço mastigador, as placas pterigóides ou a base do crânio e/ou envolve a artéria carótida interna.

N: ESTADIAMENTO PARA TODOS OS LOCAIS DA CABEÇA E PESCOÇO, EXCEPTO A NASOFARINGE E A LARINGE

- NX: Os gânglios linfáticos regionais não podem ser avaliados.
- N0: Sem metástases nos gânglios linfáticos regionais
- N1: Metástases num único gânglio linfático ipsilateral, ≤ 3 cm na maior dimensão.
- N2: Metástases num único gânglio linfático ipsilateral, > 3cm mas não > 6Cm na maior dimensão: Ou em múltiplos gânglios linfáticos ipsilaterais, nenhum > 6cm na maior dimensão: ou em gânglios linfáticos bilaterais ou contralaterais, nenhum > 6cm na maior dimensão

- **N2a:** Metástases num único gânglio linfático ipsilateral, > 3cm mas não > 6Cm na maior dimensão.

- **N2b:** Metástases em múltiplos gânglios linfáticos ipsilaterais, nenhum > 6 cm na maior dimensão.

- **N2c:** Metástases em gânglios linfáticos bilaterais ou contralaterais, nenhum > 6 cm na maior dimensão.

- **N3:** Metástases num gânglio linfático > 6 cm na maior dimensão

Estadiamento M para tumores da cabeça e pescoço

- **MX:** As metástases à distância não podem ser avaliadas
- **MO:** Sem metástases à distância
- **Ml:** Metástases à distância

Agrupamentos de estádios AJCC

Agrupamento de estádios para todos os tumores da cabeça e pescoço, exceto tumores nasofaríngeos e da tiroide

• **Stage 0:**	Tis, N0, M0	
• **Stage I:**	T1, N0, M0	
• **Stage II:**	T2, N0, M0	
• **Stage III:**	T3, N0, M0	
	T1, N1, M0	
	T2, N1, M0	
	T3, N1, M0	
• **Stage IVA:**	T4a, N0, M0	
	T4a, N1, M0	
	T1, N2, M0	
	T2, N2, M0	
	T3, N2, M0	
	T4a, N2, M0	
• **Stage IV b:**	T4b, any N, M0	
	Any T, N3, M0	
• **Stage IV c:**	Any T, Any N, M1	

Embora nos últimos anos tenham sido propostos numerosos factores biológicos e moleculares como factores de prognóstico no carcinoma de células aquosas oral e orofaríngeo (OSCC), estes ainda não tiveram impacto nos cuidados clínicos de rotina e **o estadiamento histopatológico detalhado das amostras de ressecção cirúrgica continua a ser um fator determinante importante do tratamento pós-operatório e da previsão do prognóstico.**

Caraterísticas prognósticas relacionadas com o tumor primário

Local do tumor

A diminuição gradual da sobrevivência aos cinco anos para os tumores localizados mais posteriormente tem sido reconhecida há muitos anos. Esta associação entre a localização do tumor e a sobrevivência é explicada em grande medida pela influência da localização do tumor nas metástases nodais e, em menor grau, pelo estádio na apresentação; pelo grau histológico e pelas caraterísticas da frente de avanço do tumor, incluindo o padrão de invasão e a invasão perineural; pela invasão vascular; pela capacidade do cirurgião para obter margens de ressecção claras e pela ocorrência de segundos tumores primários.

As metástases nodais foram diagnosticadas histologicamente em 59-64% dos tumores da língua, área retromolar e orofaringe, em comparação com 22% dos tumores bucais e menos de 7% dos tumores gengivais/alveolares no estudo relatado por Woolgar at el.

Entre 38% e 41% dos doentes com tumores retromolares, orofaríngeos e da língua lateral tinham morrido de/com CCEO, em comparação com apenas 10-17% dos doentes com tumores do pavimento da boca e da cavidade bucal.

Tamanho do tumor

O tamanho do tumor primário afecta tanto a escolha como o resultado do tratamento. O tamanho do tumor é um fator importante para determinar a capacidade do cirurgião para obter margens livres de tumor e a dose necessária para efetuar uma cura em doentes tratados com radioterapia. A dimensão do tumor à data de apresentação está associada a um risco acrescido de recorrência local, a um aumento das metástases nos gânglios linfáticos cervicais e a uma sobrevivência reduzida.

A maior dimensão da superfície - "diâmetro do tumor" - é utilizada para indicar o tamanho do tumor no sistema de classificação de estadiamento TNM, embora a espessura do tumor seja atualmente reconhecida como um prognóstico histológico mais preciso.

Na avaliação patológica das amostras de ressecção, o diâmetro e a espessura máximos são medidos até ao milímetro mais próximo utilizando um micrómetro ótico para complementar a inspeção macroscópica da amostra de ressecção.

Não é tida em conta a contração dos tecidos durante a fixação e o processamento, embora esta represente cerca de 15% do volume de tecido fresco.

Deve ter-se o cuidado de diferenciar entre displasia apitelial/carcinoma in situ e carcinoma invasivo, e de incluir todas as ilhas satélite e células tumorais individuais antes da frente principal do tumor.

É essencial uma amostragem minuciosa, cortando a ressecção completa em fatias finas (34 mm), para garantir que não são esquecidos quaisquer bifes ou satélites (por exemplo, devido a invasão linfovascular ou neural).

A espessura do tumor é medida numa superfície imaginária da mucosa reconstruída, compensando assim qualquer ulceração ou componente de crescimento exofítico. Outros indicadores histológicos - mais complexos - da dimensão do tumor primário incluem a área da secção transversal patológica, o rácio exofítico/endofítico, a forma e o formato (ulcerativo, nodular papilar, etc.).

Grau histológico do CCEO convencional

Tem sido habitual classificar o CCEO de acordo com o método originalmente descrito por Broders e adotado pela OMS, que tem em conta uma avaliação subjectiva do grau de queratinização, do pleomorfismo celular e nuclear e da atividade mitótica. O sistema de classificação da OMS recomenda três categorias:

- Grau 1 (bem diferenciado);
- Grau 2 (moderadamente diferenciado) e
- grau 3 (pouco diferenciado).

Num tumor com diferentes graus, o grau mais elevado determina a categorização final. O sistema UICC pTNM recomenda uma terminologia semelhante. Apesar de, na década de 1970, vários estudos de grande dimensão terem relatado uma correlação entre o grau histológico e a resposta ao tratamento num doente individual, a correlação é fraca.

A natureza subjectiva da avaliação, as pequenas biópsias de tumores que apresentam heterogeneidade histológica e uma amostragem inadequada, a confiança nas caraterísticas estruturais das células tumorais em vez de nas funcionais e a avaliação das células tumorais isoladas do estroma de suporte e dos tecidos hospedeiros foram todas citadas como possíveis explicações para os resultados decepcionantes.

A principal razão, contudo, é provavelmente a falta de discriminação inerente ao sistema Broders/OMS - mais de 90% dos tumores orais e orofaríngeos são de grau 2.

Classificação histológica multifatorial e invasiva de malignidade frontal

Jakobbson et al. introduziram o sistema de classificação de malignidade histológica multifatorial, no qual são atribuídos pontos a múltiplas caraterísticas das células tumorais e da interface entre as células tumorais e os tecidos hospedeiros, de acordo com critérios rigorosamente definidos.

Seguiram-se várias modificações, sendo a mais bem sucedida a "classificação da frente invasiva" - ou seja, a consideração apenas das áreas mais displásicas no bordo de avanço profundo do tumor, e várias metástases independentes, recorrência local e sobrevivência. Por exemplo, num estudo de 102 tumores de diferentes locais intra-orais, Sawair et al. descobriram que a pontuação total era o melhor preditor da sobrevivência global, enquanto o padrão de invasão era o melhor preditor de metástases nodais.

O padrão de invasão está correlacionado com vários marcadores in vitro de malignidade, como a perda de habitabilidade de contacto, a mobilidade das células tumorais e a secreção de enzimas proteolíticas, e a sua observação em preparações histológicas de rotina fornece uma medida simples do comportamento do tumor.

Os tumores de grau 1 têm um bordo bem definido composto por bandas largas e bulbosas e ilhas de células tumorais, enquanto os tumores de grau 4 são constituídos por células tumorais únicas e não coesas, que, a partir de um bordo mal definido, oferecem ilhas satélites bem à frente da frente principal do tumor.

Subtipos histológicos do carcinoma espinocelular oral/orofaríngeo

1. Carcinoma verrucoso
2. Carcinoma cuniculatum
3. Carcinoma papilar de células escamosas
4. Carcinoma adenoide (acantolítico) de células escamosas
5. Carcinoma adenoescamoso
6. Carcinoma baseloide de células escamosas
7. Carcinoma de células fusiformes
8. Carcinoma de células gigantes (pleomórfico)
9. Carcinoma indiferenciado

O carcinoma verrucoso, caracterizado por um crescimento predominantemente exofítico de epitélio queratinizante bem diferenciado e por uma margem de empurrão localmente destrutiva na sua interface com o tecido conjuntivo subjacente, é o mais conhecido. O prognóstico do carcinoma verrucoso e do carcinoma cuniculatum é geralmente bom, uma vez que não ocorrem matástases nodais. No entanto, em 20% dos casos, o carcinoma verrucoso coexiste com o carcinoma espinocelular convencional, com um consequente prognóstico reduzido. [32]

O carcinoma adenoescamoso e o carcinoma baselóide de células escamosas têm um mau prognóstico devido à extensa disseminação local e às metástases regionais e à distância precoces. O prognóstico dos outros subtipos é incerto. Esta situação deve-se, pelo menos em parte, a um reconhecimento e documentação inconsistentes e à falta de orientações sobre critérios de diagnóstico específicos, tais como a proporção do tumor que deve apresentar as caraterísticas específicas para se qualificar para subcategorização; como lidar com tumores híbridos que apresentam múltiplos subtipos, etc. [32]. [32]

Caraterísticas prognósticas relacionadas com os gânglios linfáticos regionais: [32]

1. Estado metastático - metástases nodais presentes ou ausentes
2. Lateralidade dos nódulos positivos
3. Número de nódulos positivos
4. Tamanho do depósito metastático
5. Nível anatómico de envolvimento
6. Extração extracapsular, ECS, (rutura extracapsular)
7. Embolização/permeação dos linfáticos perinodais
8. fase pN

Caraterísticas adicionais de prognóstico

A importância prognóstica das caraterísticas gerais do doente é fraca em comparação com a extensão patológica e as caraterísticas do tumor, mas a sobrevivência está alegadamente associada ao sexo; idade; localização geográfica; raça; condições co-mórbidas secundárias ao abuso do tabaco e do álcool; estado imunitário; ausência de factores de risco habituais; e o desenvolvimento de segundos tumores primários (e tumores em série). As provas tendem a ser inconsistentes e, por vezes, contraditórias, possivelmente devido, pelo menos em parte, à utilização de diferentes métodos estatísticos e a inter-relações complexas, com a possibilidade de uma caraterística atuar como substituto de uma ou mais caraterísticas.

É evidente que a identificação de prognosticadores exactos no CCEO tem sido dificultada pelo número relativamente pequeno de casos da doença, especialmente em qualquer centro de tratamento; pela heterogeneidade das caraterísticas clínicas, tais como a extensão da doença à apresentação; e, em particular, pela falta de protocolos clínicos, de gestão e laboratoriais normalizados, combinados com o registo e a comunicação inconsistentes dos dados. Mesmo dois dos factores preditivos histológicos bem estabelecidos - espessura do tumor e disseminação extracapsular de metástases nodais - não passaram a fazer parte da classificação de estadiamento patológico TNM de rotina. A introdução de diretrizes e de conjuntos de dados mínimos na patologia de diagnóstico de rotina deverá minimizar as inconsistências e produzir dados fiáveis e normalizados, com potencial para uma investigação multicêntrica realista, para a agregação de dados, etc.

Um conjunto mínimo de dados "baseado em provas" - juntamente com auditorias regulares - evita, ou pelo menos minimiza, os problemas associados à conformidade, à calibração, à coerência, à clareza e à exaustividade dos dados, bem como à eficiência em termos de tempo e de custos. Outras vias que conduzem a uma investigação e desenvolvimento mais eficientes podem incluir a utilização mais generalizada de bases de dados informatizadas normalizadas, com uma melhor recuperação e intercâmbio de informações, e uma menor dependência da interpretação subjectiva com uma utilização mais generalizada de técnicas automatizadas e dados quantitativos. Os modelos que combinam marcadores biológicos e moleculares com caraterísticas histológicas tradicionais são uma possibilidade atractiva, e é provável que a inferência difusa e as redes neuronais venham a desempenhar um papel cada vez mais importante no futuro. [31][32]

REGIÕES ORGANIZADORAS NUCLEOLARES (NOR) [25]

As regiões organizadoras nucleolares são alças de ADN ribossómico, localizadas nos braços curtos dos cromossomas 13, 14, 15, 21, 22 e estão associadas a proteínas ácidas não histriónicas que podem ser visualizadas por técnicas de coloração com prata. Devido ao facto de o número ou o tamanho das NORs argirofílicas (AgNORs) se correlacionarem positivamente com a proliferação celular, têm sido utilizadas para estudar uma variedade de condições neoplásicas, incluindo lesões epiteliais orais displásicas e malignas. [25]

Avaliação quantitativa da coloração de AgNORs

Para medir a pontuação média de AgNORs por núcleo celular, foram selecionados aleatoriamente cerca de 100 núcleos de células tumorais em áreas histologicamente viáveis em cada caso.

As AgNORs, expressas como pontos pretos na área intra e extra-nucleolar num plano focal, foram contadas utilizando uma gratícula ocular quadrada (Nikon, Tóquio, Japão) com uma ampliação de XlOOO num microscópio ótico (BIOPHOT, Nikon, Tóquio, Japão) com imersão em óleo. Foram contados AgNORs individuais e AgNORs individuais dentro de aglomerados.

Quando estavam presentes grandes estruturas policíclicas e não era possível identificar os pontos individuais, estes eram considerados um único AgNOR.

A pontuação AgNORs foi definida como o número médio de pontos pretos num núcleo em cada caso.

Sirri et al. 30 sugeriram que o escore de AgNORs pode ser utilizado como marcador de proliferação, pois essa quantidade está relacionada às fases do ciclo celular, sendo esquematicamente baixa para a fase Gl e alta para a fase S - G2.

Além disso, Derenzrni 31 indicou que o número de AgNORs em

interfase está estritamente relacionado com a atividade transcricional do rRNA e com o tempo de duplicação das células e, consequentemente, com a rapidez da proliferação celular, uma relação que não foi encontrada com o MIB 1/Ki-67 do PCNA. Por conseguinte, o score de AgNORs é um dos melhores marcadores para avaliar o potencial proliferativo dos tumores.

AgNOR no CÂNCER ORAL:

Vários estudos demonstraram que o número médio de AgNOR, o tamanho e a percentagem da área nuclear toal estão significativamente aumentados no carcinoma de células escamosas em comparação com os tecidos normais.

Outro estudo revelou que a AgNOR apresentou uma sensibilidade de 92,5%, uma especificidade de 100%, um valor preditivo positivo de 100% e um valor preditivo negativo de 84,6% para a deteção de carcinoma de células escamosas.

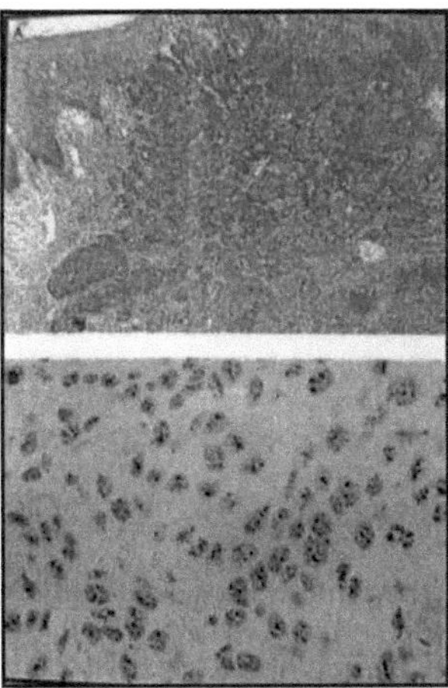

Fig. 31: (A) Vista em baixa resolução da coloração de hemetoxilina-eosina mostrando o crescimento invasivo das células tumorais. (B) Aspeto histológico das regiões organizadoras nucleolares (AgNORs) com coloração de prata. As AgNORs são mostradas como muitos pontos pretos dentro de cada núcleo.

MICROSCOPIA ELECTRÓNICA EM PATOLOGIA

A microscopia eletrónica de diagnóstico tem sido importante desde o final da década de 1960 e início da década de 1970. No entanto, a partir do início da década de 1980, a imunohistoquímica, em particular, tornou-se uma técnica indispensável e foi responsável por um declínio na prática da ME. É vista como a técnica mais conveniente e útil e, por conseguinte, atraiu recursos que, de outro modo, poderiam ter sido direcionados para a EM. No entanto, a ME fornece um tipo único de informação sobre a morfologia a nível subcelular, podendo assim fornecer novas informações sobre doenças, algumas das quais com aplicações diagnósticas. Em parte, isto deve-se ao facto de continuarem a existir muitas doenças em que as caraterísticas puramente morfológicas são importantes para o diagnóstico, mas também devido às limitações da imunohistoquímica, uma técnica de particular importância no diagnóstico de tumores. [33]

A quantificação do valor da EM é difícil. Foi dito que até 5% de todos os tumores, por exemplo, podem ser suficientemente problemáticos para merecer uma investigação por EM, enquanto 25% das amostras renais não neoplásicas podem necessitar de EM (Pearson et al., 1994). Independentemente dos números, a EM deve ser aplicada sempre que exista uma dificuldade de interpretação na secção de H&E. Vale sempre a pena fazer EM nestas circunstâncias, porque nunca é possível prever num caso individual quais os resultados que podem surgir e, por vezes, experimenta-se o prazer de descobertas totalmente inesperadas e novas. Além disso, a EM e a imunohistoquímica (e todas as outras técnicas mais recentes) devem ser vistas como complementares, e é um sentimento amplamente expresso que a informação proveniente, por exemplo, tanto da imunohistoquímica como da EM pode dar uma imagem mais completa de uma lesão do que qualquer uma das técnicas isoladamente.

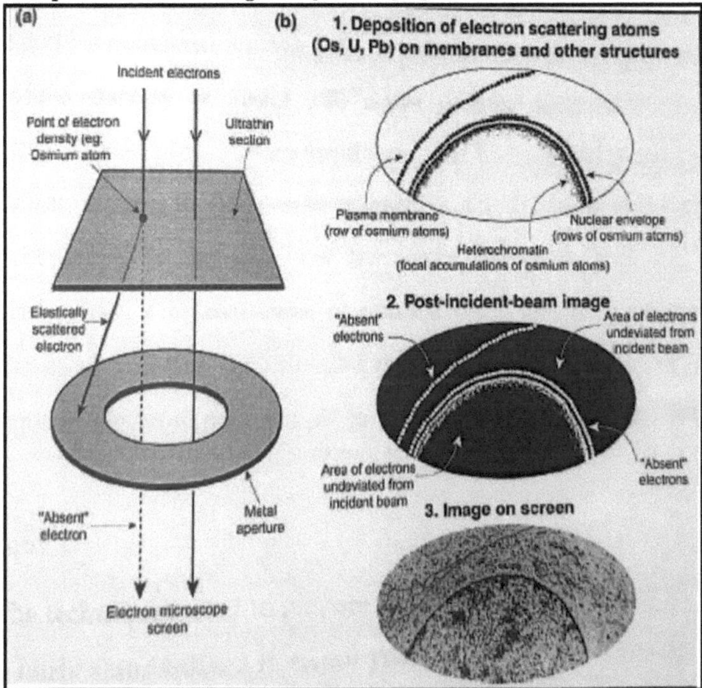

Fig. 32: Microscopia eletrónica de transmissão

Poder de resolução

Quase todos os trabalhos de diagnóstico ultra-estrutural utilizam a microscopia de eleição de transmissão (TEM), para demonstrar caraterísticas celulares e matriciais específicas ou caraterísticas, que podem melhorar a nossa compreensão e o diagnóstico de doenças. Apesar do desenvolvimento de novas técnicas ultra-estruturais "funcionais", a ME continua a ser sobretudo uma técnica morfológica, tal como a histopatologia H&E. Tal como a microscopia de luz, a EM utiliza secções sujeitas a uma forma de radiação para observação. A radiação (o feixe de electrões) interage com os materiais na secção para produzir uma imagem, que pode ser interpretada para fornecer informações sobre a natureza da amostra. O significado da EM é que utiliza um feixe de electrões. Uma vez que o poder de resolução é determinado pelo comprimento de onda da radiação, na prática o poder de resolução de um microscópio eletrónico é cerca de 100 vezes superior ao de um microscópio de luz. Consequentemente, é possível obter imagens de pormenores estruturais da célula e da matriz com dimensões tão pequenas como alguns nanómetros, que estão para além da capacidade de deteção do microscópio de luz. Assim, ao longo dos anos, foram identificadas estruturas celulares e matriciais, que são distintivas ou específicas de uma célula ou de uma doença, e esta massa acumulada de informação constitui a base da microscopia eletrónica de diagnóstico, tanto em tumores como em doenças não neoplásicas.

Técnica

As técnicas utilizadas para preparar tecidos para cortes finos em TEM tornaram-se bastante normalizadas nos últimos anos. Tal como na microscopia ótica, o tecido tem de ser fixado rapidamente para evitar a autólise e é primeiro fixado num aldeído, um fixador de proteínas predominantemente reticuladas. É aceite que **o glutaraldeído,** de entre uma série de aldeídos disponíveis no mercado, proporciona o melhor compromisso entre a preservação ultra-estrutural e a conveniência de utilização. A amostra fixada em glutaraldeído ou retirada da formalina tem de ser cortada em pequenos pedaços ("cubos de mm"), uma vez que os regentes de processamento subsequentes tendem a ser de penetração lenta. As pequenas amostras disponíveis para estudo constituem uma das principais limitações da EM.

Após a fixação do aldeído, o contraste seletivo é introduzido por uma solução de **tetróxido de ósmio** e, por vezes, também por uma solução de acetato de uranilo. Estes átomos de metais pesados ligam-se seletivamente às estruturas celulares, fornecendo assim poder de dispersão de electrões e contraste. Embora as reacções destes reagentes com os constituintes biológicos sejam complexas, sabe-se que o tetróxido de ósmio é um fixador de lípidos e que uma das suas principais funções consiste em delinear as membranas através da deposição de átomos de ósmio em folhetos bimoleculares. **O acetato de uranilo** é um fixador de fosfolípidos e, por isso, também melhora a delimitação das membranas, embora, além disso, fixe os ácidos nucleicos e, assim, dê densidade aos ribossomas e à dexirribonucleoprotiina ("cromatina") no núcleo.

Após esta coloração e fixação em bloco, o tecido é desidratado em etanol ou acetona e infiltrado com uma resina epóxida líquida, por vezes com um solvente de transição, como o óxido de propileno, o tolueno ou o limoneno, menos utilizado mas menos tóxico. O bloco de tecido infiltrado com resina epóxi é então polimerizado termicamente até ao estado sólido. As etapas de infiltração podem ser efectuadas manualmente com o tecido em pequenos frascos de vidro com tampa, com os reagentes substituídos por uma pipeta, ou por um processador de tecidos automatizado. Os instrumentos baseados em micro-ondas recentemente introduzidos podem processar o tecido até um bloco polimerizado numa questão de horas, comparável aos procedimentos típicos de imunohistoquímica.

Os blocos de resina epoxídica têm as propriedades físicas que permitem cortar secções num Untramicrótomo com facas de vidro descartáveis feitas à mão ou facas de diamante permanentes. As secções com uma espessura de cerca de 80 nm são suficientemente finas para permitir a passagem de electrões necessária para a formação de imagens, mas suficientemente fortes para suportar o efeito de aquecimento da exposição a electrões de alta energia. As secções são geralmente colhidas numa grelha de malha de cobre com 3 nm de diâmetro, coradas para contraste adicional com soluções de acetato de uranilo e citrato de chumbo e estão prontas para serem examinadas no microscópio eletrónico.

Manuseamento dos tecidos antes da fixação

Este facto é da maior importância, uma vez que a interpretação é grandemente facilitada pela qualidade da preservação estrutural. Apesar de ser desejável utilizar glutaraldeído ou mesmo formalina histológica tamponada, é por vezes necessário retirar o tecido do bloco de cera. Uma variação da retirada da cera é o chamado "método popoff", em que uma secção H&E pode ser processada para microscopia eletrónica e osmicada, desidratada e infiltrada com resina na lâmina de vidro. A secção pode então ser "retirada" para um molde convencional de resina epoxi para posterior seccionamento ultrafino. A camada leitosa do sangue periférico, o sémen, as escovagens nasais e brônquicas e os pequenos fragmentos de tecido que podem ser observados numa amostra de aspiração com agulha fina numa seringa são, do ponto de vista processual, tão facilmente fixados em glutaraldeído como em formalina.

Preliminares do exame de secções ultrafinas

É habitual preceder a ultramicrotomia com o corte de secções "semitintas". Estes cortes têm geralmente uma espessura de 1-2 mm, são corados com azul de toluidina ou um corante semelhante e examinados ao microscópio ótico. Permitem confirmar a presença de tecido com um microscópio comparável ao da secção H&E, ou a presença de células esperadas com base no contexto clínico, quando não existe H&E de um tecido sólido equivalente (por exemplo, numa amostra de fluido corporal).

Com este procedimento, podem ser evitados focos indesejáveis de colagénio ou necrose, normalmente encontrados em tumores. Por último, as secções semitínicas podem fornecer informações sobre a qualidade da preservação dos tecidos. A presença de células e núcleos interiores palestinizados indica frequentemente uma má preservação. Por conseguinte, na investigação de um tumor, devem ser cortadas secções semitransparentes de vários blocos, devendo a mais adequada ser escolhida com base no conteúdo de células tumorais e na qualidade da preservação. Em lesões complexas, é desejável cortar secções não trituradas de blocos que representem todas as áreas histologicamente diferentes.

Aplicações da microscopia eletrónica de transmissão

As células dos tumores epiteliais estão ligadas umas às outras por junções especializadas. O desmossoma é a junção mais reconhecida nos tumores epiteliais. Os desmossomas encontram-se em carcinomas de todos os tipos, embora sejam mais visíveis nos tumores escamosos. À medida que o tumor progride, as junções celulares tornam-se menos numerosas e mais primitivas na sua estrutura.

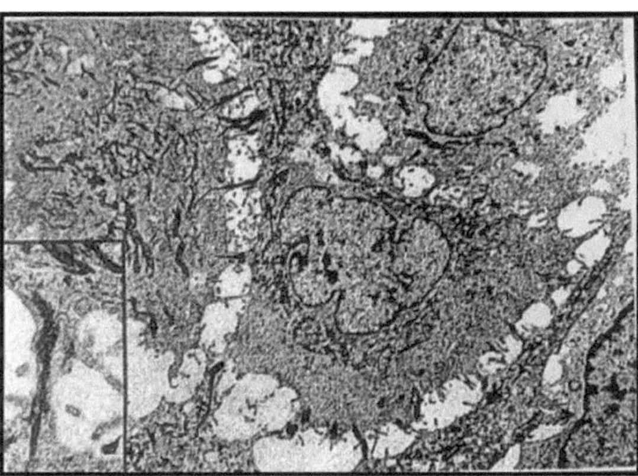

Fig. 33: Carcinoma de células escamosas bem diferenciado: podem ser vistas ligações, o desmossoma é visível

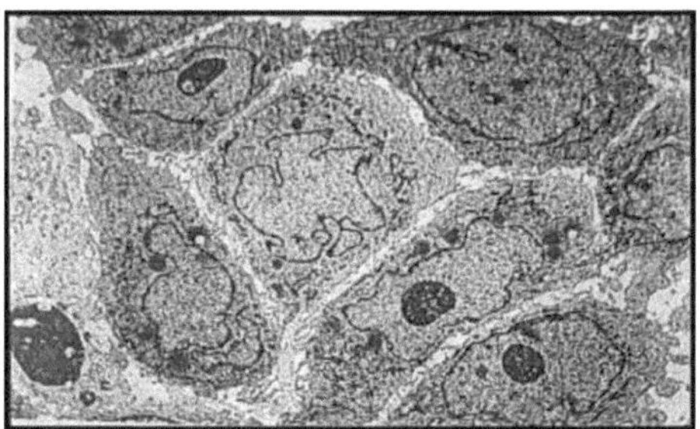

**Fig. 34: Carcinoma de células escamosas moderadamente diferenciado
Os desmossomas são discretos A citoqueratina é abundante no
citoplasma.**

Carcinoma de células escamosas pouco diferenciado: as únicas junções podem ser apenas desidades de células opostas. Não há desmossomas evidentes.

A citoqueratina diminui com a perda de diferenciação. A abundância de retículo endosplasmático rugoso indica um tumor secretor de proteínas. As cisternas do RER estão alinhadas paralelamente umas às outras.

Os ribossomas estão livres no citoplasma em neoplasias linfóides e hematopoiéticas.

Mitocôndrias : Grandes e densas inclusões mitocondriais intramatriciais constituídas por lípidos.

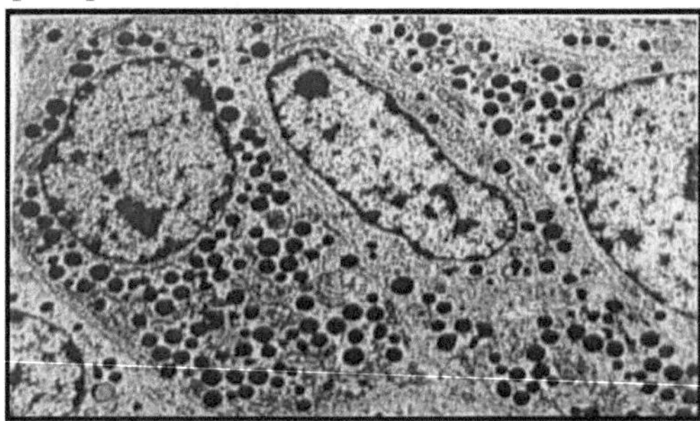

Fig. 35: Grânulos secretores de forma uniforme.

A distinção entre lisossomas e grânulos de secreção de proteínas é difícil. Os grânulos secretores são numerosos em muitas células e uniformes em

os lisossomas terão uma forma irregular e um interior heterogéneo. [33]

IMUNOHISTOQUÍMICA [36]

Introdução

A imunohistoquímica é a localização de antigénios em secções de tecido através da utilização de anticorpos marcados como reagentes específicos através de interações antigénio-anticorpo que são visualizadas por um marcador como um corante fluorescente, uma enzima, um elemento radioativo ou ouro coloidal.

Uma vez que a imunohistoquímica envolve uma reação específica antigénio-anticorpo, tem uma vantagem aparente sobre as técnicas de coloração especiais e enzimáticas tradicionalmente utilizadas, que identificam apenas um número limitado de proteínas, enzimas e estruturas de tecidos. Por conseguinte, a imunohistoquímica tornou-se uma técnica crucial e amplamente utilizada em muitos laboratórios de investigação médica, bem como em diagnósticos clínicos.

Existem numerosos métodos de imunohistoquímica que podem ser utilizados para localizar antigénios. A seleção de um método adequado deve basear-se em parâmetros como o tipo de amostra a investigar e o grau de sensibilidade necessário.

Processamento de tecidos

Fixação:

Não existe um fixador universal que seja ideal para a demonstração de todos os antigénios. No entanto, em geral, muitos antigénios podem ser demonstrados com sucesso em secções de tecido fixadas em formalina e incluídas em parafina. A descoberta e o desenvolvimento de técnicas de recuperação de antigénios aumentaram ainda mais a utilização da formalina como fixador de rotina para imunohistoquímica em muitos laboratórios de investigação.

As soluções fixadoras mais comuns utilizadas para a imunohistoquímica são as seguintes:

a)   paraformaldeído a 4% em tampão fosfato 0,1M

b)   2% de paraformaldeído com 0,2% de ácido pícrico em tampão fosfato 0,1 M

c)   Fixador PLP: 4% de paraformaldeído, 0,02% de periodato e 1,2% de lisina em tampão fosfato 0,1M

d)   paraformaldeído a 4% com glutaraldeído a 0,05% (imunohistoquímica EM)

Uma vez que os antigénios não sobrevivem nem mesmo a quantidades moderadas de fixação de aldeído. Nestas condições, os tecidos devem ser rapidamente congelados em azoto líquido e cortados com um crióstato sem serem infiltrados com sacarose. As secções devem ser mantidas congeladas a -20 C ou menos até à fixação com acetona fria ou álcool. Após a fixação, a secção pode ser processada utilizando protocolos imuno-histoquímicos normalizados.

Seccionamento: Desde a sua introdução, a cera de parafina continua a ser o meio de inclusão mais utilizado para a histopatologia de diagnóstico nos laboratórios de histologia de Toultine. Por conseguinte, a maior parte do material para imunohistoquímica é fixado em formalina e incluído em parafina. As secções de parafina produzem resultados satisfatórios para a demonstração da maioria dos antigénios dos tecidos com a utilização de técnicas de recuperação de antigénios.

Certos antigénios celulares não sobrevivem à fixação de rotina e à inclusão em parafina. Assim, a utilização de secções congeladas continua a ser essencial para a demonstração de muitos antigénios. No entanto, as desvantagens da imunohistoquímica são que o tecido não é processado com solventes orgânicos ou calor elevado, que podem destruir a antigenicidade. Além disso, a morfologia das secções de tecido não é alterada devido à ausência de congelação e descongelação. As secções Vibratome são frequentemente utilizadas para imunocoloração flutuante, especialmente para imunohistoquímica EM pré-embebição. A desvantagem das secções com vibratómetro é que o processo de seccionamento é lento e difícil com tecidos moles e mal fixados. Além disso, as marcas de vibração ou as linhas do vibratómetro aparecem frequentemente nas secções.

Preparação de montagens inteiras: Pequenos blocos de tecido (menos de 5 mm de espessura) podem ser processados como montagens inteiras. A vantagem das preparações de montagens inteiras é que os resultados fornecem informações tridimensionais sobre a localização dos antigénios sem necessidade de reconstrução a partir de secções. No entanto, a principal limitação da utilização de montagens completas é que a penetração dos anticorpos pode não ser completa no tecido, resultando numa coloração irregular ou em falsos negativos. Assim, o tratamento com triton X-IOO ou saponina é utilizado por rotina para a imunohistoquímica de montagem total, a fim de melhorar a penetração do anticorpo.

Recuperação de antigénios

A demonstração de muitos antigénios pode ser significativamente melhorada através do pré-tratamento com reagentes de recuperação de antigénios que quebram as ligações cruzadas de proteínas formadas pela fixação em formalina, revelando assim locais antigénicos ocultos. As técnicas envolvem a aplicação de calor, durante períodos de tempo variáveis, a secções de tecido fixadas em formalina e incluídas em parafina numa solução aquosa (normalmente designada por solução de recuperação). Este método é designado por **recuperação de epítopos induzida pelo calor (HIER).** Outro método utiliza a digestão por enzimas e é designado por **recuperação de epítopos induzida por proteólise (PIER).**

O forno de micro-ondas, a panela de pressão e a panela a vapor são os métodos de aquecimento mais utilizados. Outros métodos incluem também a utilização de autoclave e banho-maria. A duração do aquecimento é de 20 minutos. O tampão citrato de pH 6,0 é a solução de recuperação mais utilizada e é adequado para a maioria das aplicações de anticorpos. O TRIS_EDTA de pH9,0 e o EDTA de pH8,0 são as segundas soluções de recuperação mais utilizadas.

O método de combinação de enzimas mediadas pelo calor e proteolíticas é uma abordagem alternativa para desmascarar antigénios se outros métodos não funcionarem. É especialmente útil quando é necessária uma marcação dupla ou tripla para dois ou três antigénios co-localização.

Melhorar a penetração dos anticorpos é também importante para a coloração imuno-histoquímica de secções congeladas e em vibratoma. O Triton X-IOO é, de longe, o detergente mais popular para melhorar a penetração dos anticorpos na imunohistoquímica. No entanto, não é adequado para a utilização de antigénios de membrana, uma vez que o triton X-IOO destrói as membranas. Uma vez que os investigadores preferem o método de congelação e descongelação para melhorar a penetração dos anticorpos. O tratamento com berohidreto de sódio (1% em tampão fosfato) é também amplamente utilizado para desmascarar antigénios, particularmente em tecidos fixados com glutaraldeído, para reduzir as ligações do glutaraldeído.

Bloqueio: A coloração de fundo pode ser específica ou não específica. Uma fixação inadequada ou tardia pode dar origem a resultados falsos positivos devido à absorção passiva das proteínas séricas e à difusão do antigénio.

Estes falsos positivos são comuns no centro de grandes blocos de tecido ou em tecidos em que a fixação foi retardada.

Os anticorpos, especialmente os anticorpos policlonais, estão por vezes contaminados com outros anticorpos devido ao antigénio impuro utilizado para imunizar o animal hospedeiro.

A principal causa da coloração de fundo inespecífica é a ligação não imunológica dos soros imunes específicos, através de forças hidrofóbicas e electrostáticas, a determinados locais das secções de tecido. Esta forma de coloração de fundo é geralmente uniforme e pode ser reduzida através do bloqueio destes locais com soro normal.

A atividade da peroxidase endógena encontra-se em muitos tecidos e pode ser detectada através da reação de secções de tecido fixadas com substrato DAB. A solução para eliminar a atividade da peroxidase endógena é o pré-tratamento da secção de tecido com peróxido de hidrogénio antes da incubação do anticorpo primário.

Muitos tecidos contêm também atividade endógena de fosfatase alcalina (AP), que deve ser bloqueada pelo pré-tratamento da secção de tecido com o Ievamisol, caso se utilize AP como marcador.

A autofluorescência ou fluorescência natural existe em alguns tecidos e pode causar problemas de fundo quando se utilizam marcadores de fluorescência nas experiências. O teste mais simples consiste em visualizar as secções de tecido com um microscópio de fluorescência antes de qualquer incubação de anticorpos. Se for detectada autofluorescência nas secções de tecido, a melhor solução é optar por métodos de marcação enzimática ou outros.

Aplicação da imunohistoquímica [33]

ANÁLISE DE TUMORES DE ORIGEM INCERTA:

Um tumor não pode ser estadiado e a terapêutica não pode ser determinada sem uma classificação específica. Geralmente, os tumores são classificados histogeneticamente, como epiteliais, mesenquimatosos, neurais, etc., ou pelo seu tecido de origem, como pulmão, mama, etc. Por vezes, um tumor pode desafiar a classificação, como quando:

1. O tumor é inicialmente encontrado como um depósito metastático e o local primário não pode ser determinado,

2. O tumor é tão pouco diferenciado que não apresenta caraterísticas morfológicas específicas &

3. O tumor tem um aspeto morfológico compatível com mais do que um tecido distinto, por exemplo, pode ser epitelial ou linfoide.

O diagnóstico de tumor de local primário desconhecido é o 8th diagnóstico de cancro mais comum e pode representar até 15% dos cancros. Estes casos beneficiam claramente da imunohistoquímica. [33]

Tem havido menos sucesso no desenvolvimento de marcadores específicos dos tecidos que possam permitir a identificação da origem dos tumores metastáticos.

Os estudos imuno-histoquímicos não discriminam entre lesões neoplásicas e não neoplásicas ou entre células benignas e malignas. Estas distinções devem ser efectuadas através de critérios citomorfológicos convencionais. [33]

Por isso, a imunohistoquímica ajuda:

- Categorização de tumores malignos indiferenciados

- Categorização de leucemias e linfomas.

- Determinação do local de origem do tumor metastático

- Deteção de moléculas com significado prognóstico ou terapêutico.

Em Oral Cancer:

Marcadores epiteliais como citoqueratinas, marcadores de proliferação como ki- 67, P-53, PCNA, Cylins. Marcadores relacionados com a membrana basal, como a laminina e a metaloproteinase.

Os pormenores sobre os marcadores foram apresentados no capítulo sobre biomarcadores.

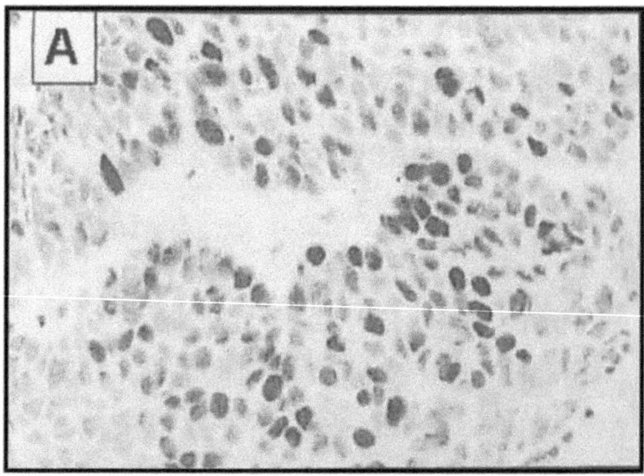

Fig. 36: Expressão de P53 em CCEO

Biomarcadores

A caraterização das caraterísticas intrínsecas do tumor pode fornecer dados mais precisos para a determinação do prognóstico e de estratégias de tratamento óptimas. Com base na ideia de que o tumor primário pode conter informação biológica molecular sobre o potencial metastático do tumor primário, têm sido estudados biomarcadores nos últimos anos. A investigação de uma amostra de biópsia do tumor primário permitir-nos-ia então estimar a probabilidade de metástases nodais para um determinado doente, independentemente do seu tamanho. [24]

O desenvolvimento de tumores deve-se a alterações nos processos celulares normais, como a proliferação, a diferenciação, a adesão celular e a morte celular programada ou apoptose. Estas alterações resultam em mudanças fenotípicas, como o crescimento descontrolado, o potencial invasivo e a capacidade de metastização. O processo de metástases, em particular, é muito complexo. Para atravessar a matriz intersticial, invadem os vasos sanguíneos e linfáticos e instalam-se nos gânglios linfáticos ou em órgãos distantes. As células metastáticas, portanto, têm de possuir várias propriedades (alterações) para poderem realizar todas estas acções.

Estas propriedades serão baseadas em alterações nos genes e nos seus produtos. Assim, para encontrar uma correlação útil com a metástase, têm de ser estudados vários marcadores. Até há pouco tempo, contudo, foram estudados predominantemente marcadores individuais para possíveis correlações com parâmetros clínicos como a sobrevivência ou a metástase nodal.

Marcadores intracelulares:

Citoqueratinas:

As citoqueratinas constituem as principais proteínas estruturais das células epiteliais. Formam os filamentos intermédios, que fornecem suporte mecânico às células e aos seus núcleos. Foram identificadas pelo menos 19 citoqueratinas, que são classificadas em duas subfamílias:

Ácido - tipo I [peso molar pequeno] inclui 10 - 19 ck {40-56 kD}

Básico - tipo II [peso molar reduzido] inclui 1 - 8ck {52-67 kD}

Cada citoqueratina ácida é co-expressa com uma citoqueratina básica específica, como um "par de queratinas", exceto a ck19 que tem o peso molecular mais baixo e não está emparelhada.

Distribuição da queratina nos epitélios orais normais:

1. Os epitélios simples expressam as queratinas 8, 18 e 19. As queratinas 8 e 18 [mas não a 19 que está presente nalguns epitélios estratificados] são consideradas marcadores de diferenciação epitelial simples.

2. Camada basal com células mitoticamente activas em diferenciação epitelial estratificada cornificada e não cornificada.

3. Suprabasalcélulas: Kl/K10-CONFIRMADO

    K4/K13 -NÃO CONFIRMADO

As queratinas apresentam uma série de vantagens distintas para utilização como proteínas marcadoras. São abundantes, estáveis, relativamente resistentes à degradação e altamente antigénicas. Os anticorpos contra elas são, por conseguinte, amplamente utilizados como marcadores celulares de vários epitélios e das suas neoplasias correspondentes.

Marcadores na regulação do ciclo celular, crescimento celular e apoptose: [24]

Ciclina D1/EMS1 (Ilql3)

A amplificação da região llql3 parece estar correlacionada com vários parâmetros clinicopatológicos, incluindo metástases nos gânglios linfáticos (revisto por Schuuring). Nos últimos anos, foi encontrada em vários estudos uma correlação entre a amplificação da região llql3 e a presença de metástases nos gânglios linfáticos. Dos genes localizados na região llql3, são expressos pelo menos dois genes, a ciclina Dl e o EMSl. A ciclina Dl desempenha um papel importante na regulação do ciclo celular. Actua como regulador da transição da fase Gl-S.

A expressão da ciclina Dl no CECP foi encontrada em cerca de 45-50% dos casos. A EMS 1 codifica uma proteína associada ao citoesqueleto, a cortactina. Uma vez que a cortactina está associada ao citoesqueleto e aos locais de contacto celular, a sua sobreexpressão pode influenciar as propriedades de adesão ou migração das células.

Foi descrita uma relação entre a sobreexpressão da ciclina Dl e as metástases nos gânglios linfáticos no CECP.

Assim, embora a amplificação dos genes Ilql3 pareça estar correlacionada com a presença de metástases, esta correlação não foi confirmada de forma conclusiva para a expressão destes genes.

EGFR e neu

O recetor do fator de crescimento epidérmico (EGFR) é uma glicoproteína transmembranar que regula o crescimento celular em resposta à ligação do fator de crescimento epidérmico (EGF) ou do fator de crescimento transformador alfa (TGF alfa). A neu é uma proteína transmembranar semelhante. Em contraste com a expressão de neu, a expressão de EGFR é encontrada num número considerável de casos de CECP. Alguns autores descreveram uma correlação entre a expressão de EGFR e a metástase nodal, mas a maioria dos estudos não conseguiu encontrar uma relação entre a expressão de EGFR ou de neu e a metástase.

P53

Um dos marcadores mais frequentemente estudados no CECP nos últimos anos é o gene supressor de tumores p53. A função normal da proteína é levar as células anómalas à apoptose. As mutações pontuais da p53 são uma das alterações genéticas mais frequentes no CECP, levando à acumulação nuclear da proteína. Estudos clinicopatológicos de alterações na p53 em CECP mostram resultados variados. A correlação com metástases nodais não foi estabelecida na maioria dos estudos.

Foi sugerido que a mutação do gene p53 pode ser um parâmetro mais relevante do que a sua expressão estudada por imunohistoquímica: em alguns estudos, as mutações correlacionaram-se com parâmetros clínicos, ao passo que a expressão da proteína não.

Adesão celular

As alterações na adesão celular são um dos processos-chave na metástase e foram estudadas várias moléculas envolvidas na adesão celular, incluindo caderinas, integrinas, selectinas e isoformas CD44.

E-caderina

A adesão célula-célula nos tumores epiteliais é largamente modulada pelas caderinas e pela E-caderina em particular. Foi demonstrado que a regulação negativa do gene da caderina-E está associada a uma diferenciação deficiente, invasão e metástases em vários tumores. A relação entre a perda de expressão da E-caderina e a presença de metástases em diferentes tipos de cancro foi descrita em vários estudos, tal como revisto por Jiang et al. Em vários estudos relativos ao CECP, foi encontrada uma correlação ou alguma associação entre a perda de expressão da E-caderina no tumor primário e o desenvolvimento de metástases nodais. No entanto, outros estudos relativos ao CECP não conseguiram encontrar uma relação estatisticamente significativa.

Ep-CAM

A Ep-CAM é uma molécula de adesão intercelular específica do epitélio. O aumento da expressão de Ep-CAM parece resultar numa diminuição da adesão célula-célula mediada por caderina e pode levar à segregação de células Ep-CAM positivas da população de células parentais in vitro.

Este fenómeno pode levar ao desenvolvimento de metástases in vivo. Em contrapartida, outros estudos in vitro e em animais de carcinomas colorrectais sugerem que uma expressão mais elevada reduziria o potencial metastático. A Ep-CAM não foi estudada extensivamente no CECP, mas foi descrita uma fraca associação com metástases nodais.

CD44

Enquanto glicoproteínas transmembranares, as isoformas CD44 medeiam o contacto entre a matriz extracelular e o citoesqueleto. A regulação negativa da expressão de CD44v6 no CECP e de CD44h no cancro da laringe e no cancro da língua oral tem sido associada a uma maior tendência dos tumores para metastizar. Outros não encontraram essa relação para o CD44h na laringe e na hipofaringe ou para o CD44v6 no cancro da laringe da supra-glote. Outras moléculas envolvidas na adesão celular que foram estudadas quanto à sua correlação com a metástase nodal são a sia 1 Lewis e o Syndecan.

Proteólise -Marcadores

Os tumores necessitam de enzimas para crescerem de forma invasiva e degradarem a membrana basal e a matriz extracelular. Foi demonstrado que a perda de componentes da membrana basal, em particular, está correlacionada com o potencial invasivo e metastático. As metaloproteinases da matriz (MMPs) são enzimas com atividade proteolítica contra a matriz extracelular e podem ser segregadas tanto pelas células tumorais como pelas células do estroma. Foi detectado um aumento dos níveis de MMP no CECP, tendo sido correlacionado com o comportamento invasivo e a metástase. Os inibidores tecidulares das metaloproteinases (TIMP) inibem a ação destas MMPs. O equilíbrio entre MMPs e TIMPs parece ser um mecanismo chave no processo de invasão e metástase. No entanto, os estudos sobre a expressão destes factores em relação à metástase não deram resultados conclusivos.

Outros marcadores

Outros marcadores individuais que têm sido estudados e que podem ser relevantes são, por exemplo, os activadores do plasminogénio do tipo uroquinase (uPA) e os inibidores (PAI), os factores angiogénicos ou a densidade microvascular e a hipoxia. Verificou-se que a expressão reduzida de nm23 está relacionada com a presença de metástases em vários tumores e esta relação também foi descrita em carcinomas orais. No entanto, nos poucos outros estudos sobre nm23 em CECP, não foi encontrada tal relação.

Fator de limitação na utilização de marcadores para fins clínicos [24]

Embora a utilização de biomarcadores possa ser considerada muito promissora, existem vários factores que complicam a sua utilização. Estes factores podem estar relacionados com diferenças nas técnicas utilizadas, mas muitos destes factores estão relacionados com a heterogeneidade dos tumores.

A heterogeneidade dos tumores faz com que os tumores nunca sejam exatamente iguais e que nenhum tumor seja constituído por uma população de células idênticas. Este facto pode contribuir para uma redução da eficácia das estratégias terapêuticas, uma vez que as propriedades biológicas intrínsecas das células dentro de um tumor e entre tumores podem diferir consideravelmente. Para ajustar as estratégias de tratamento de forma mais individualizada, podem ser úteis marcadores que reflictam estas propriedades intrínsecas dos tumores. No entanto, esta mesma heterogeneidade dificulta a utilização de biomarcadores de várias formas.

FACTORES LIMITANTES PARA OS MARCADORES

1. Técnicas

Podem ser utilizadas diferentes técnicas para estudar as mesmas caraterísticas de um tumor. A expressão proteica dos genes, por exemplo, é estudada de diferentes formas por diferentes autores. Técnicas como a imunofluorescência, a imunohistoquímica e o Western blotting têm sido utilizadas para este efeito, o que dificulta a comparação dos resultados de diferentes estudos. Além disso, estão frequentemente disponíveis muitos anticorpos diferentes dirigidos contra a mesma proteína de interesse, o que também pode contribuir para uma variabilidade dos resultados.

2. Pontuação de marcadores e parâmetros

As aberrações cromossómicas e a expressão proteica são diferentes em algumas partes do tumor em comparação com outras. Pensa-se normalmente que este facto é o resultado da evolução clonal. Na progressão do tumor, algumas células de um clone podem adquirir alterações cromossómicas adicionais ou diferentes, dando origem a um subclone com propriedades diferentes. No caso da expressão de um determinado marcador relevante exclusivamente num pequeno subclone do tumor primário, a expressão deste marcador no tumor total será provavelmente classificada como negativa. No entanto, esta (pequena) subpopulação de células tumorais pode ainda ser responsável por um determinado comportamento biológico, como as metástases. Este facto torna bastante arbitrária a escolha de pontos de corte que são, de preferência, biologicamente relevantes. Que percentagem de células com expressão determina um resultado positivo e que percentagem determina um resultado negativo?

Consequentemente, em diferentes estudos, são escolhidos diferentes pontos de corte. Para que os marcadores possam ser utilizados para fins clínicos, é necessário mais rigor na criação de categorias de pontuação. No entanto, em vez de tentar caraterizar todo o tumor, pode ser ainda mais importante detetar pequenos subclones num tumor com alterações genéticas presumivelmente relevantes para a ocorrência de metástases. Uma vez que, como já foi referido, para provocar metástases é necessário que um doente, apenas uma pequena porção do tumor seja capaz de metastizar.

3. Definição de estado nodal

Os marcadores quantitativos de metástases nodais estão normalmente relacionados com o estado nodal da peça de ressecção do pescoço. No entanto, este padrão de ouro para o estado nodal depende da forma como a peça de dissecção do pescoço é examinada.

Na maioria dos estudos, o estado nodal baseia-se no exame histopatológico (de rotina) da peça de dissecção do pescoço. No entanto, pequenos depósitos metastáticos ou micrometástases podem continuar a não ser detectados desta forma. Se os gânglios linfáticos forem examinados de forma mais meticulosa, podem ser detectadas pequenas metástases, que não se encontravam no pré-operatório nem no histopatológico. Foram detectadas micrometástases em 5-8% dos gânglios anteriormente considerados negativos através de cortes seriados adicionais e/ou imunohistoquímica. A utilização de técnicas moleculares aumenta este número até cerca de 20% em alguns estudos.

O padrão de referência utilizado para o estado nodal pode influenciar o resultado dos estudos que procuram marcadores correlacionados com metástases nodais.

4. A utilização de marcadores múltiplos

Uma das razões mais importantes para o facto de os marcadores ainda não serem utilizados para a avaliação do estado nodal dos doentes pode ser o facto de a maioria dos estudos se centrar apenas em marcadores únicos. Uma vez que o processo de metastização é muito complexo, com muitos factores envolvidos, não é provável que um único marcador seja suficiente para prever o comportamento metastático de um tumor. Recentemente, foram publicados mais estudos que combinam vários parâmetros relacionados com o tumor para prever metástases nodais.

Preditores de biomarcadores em lesões orais pré-cancerosas e cancerosas

Marker	Detection Method	Target
Proliferation PCNA, Ki67, BrU Histone AgNORs	IHC mRNA ISH Silver stain	Cycling cells
Genetic Ploidy	FC	Aneuploid cells
Oncogenes C-myc	IHC	Cycling cells
Tumor Suppressor mutation	IHC, PCR	Cycling cells
Cytokeratin 8/19	IHC	Anaplasia
Blood Group Antigens	IHC	Anaplasia
Integrins/ECM Ligands	IHC	Invasion and metastatic potention
Abbreviations:		
IHC	immunohistochemistry	
FC	flow cytometry	
PCR	polymerase chain reaction	
ISH	in-situ hybridization	

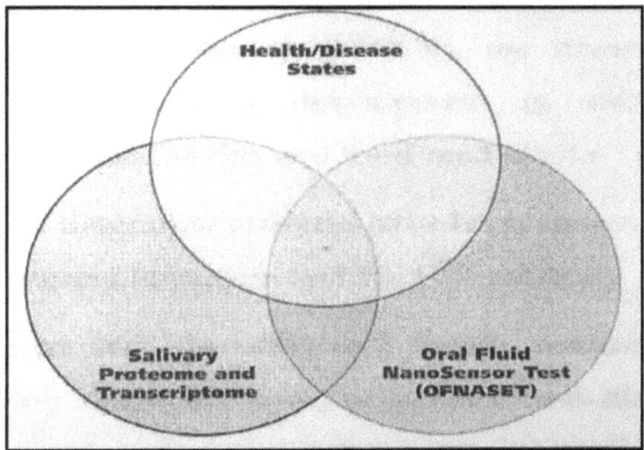

Fig. 37: Manifestação de marcadores de doença na saliva e sua deteção por biossensores de diagnóstico salivar.

As doenças sistémicas, incluindo o cancro e as doenças cardiovasculares, metabólicas e neurológicas, são difíceis de diagnosticar sem complementar a avaliação clínica com testes laboratoriais. Mesmo com ferramentas laboratoriais, o diagnóstico definitivo permanece muitas vezes ilusório. Três obstáculos têm impedido a realização do potencial do diagnóstico clínico:

• Ausência de marcadores genéticos e de proteínas definitivamente associados à doença.

• Ausência de métodos de amostragem fáceis e económicos que impliquem um mínimo de desconforto.

• Falta de uma plataforma de diagnóstico exacta, portátil e fácil de utilizar.

A saliva, um biofluido facilmente acessível através de um método totalmente não invasivo, há muito que é reconhecida como a solução para o segundo obstáculo.

Graças ao investimento visionário do Instituto Nacional de Investigação Dentária e Craniofacial (NIDCR), a descoberta de biomarcadores salivares e o desenvolvimento em curso de tecnologias de diagnóstico salivar resolverão o primeiro e o terceiro bloqueios.

Foi demonstrado que um grande número de analitos de diagnóstico está presente na saliva, incluindo hormonas esteróides e o anticorpo contra o VIH.

Nas últimas duas décadas, os investigadores em saúde oral têm vindo a desenvolver ferramentas de diagnóstico salivar para monitorizar doenças orais (incluindo doenças periodontais), bem como para a avaliação do risco de cárie. Estes alelos genéticos de interleucina-1 (IL-I) para a análise de agentes patogénicos orais identificados através da coloração com lectina para avaliação do risco de cárie.

O desenvolvimento atual de biomarcadores de diagnóstico (através de abordagens proteómicas e genómicas) em conjunto com os desenvolvimentos tecnológicos no diagnóstico salivar conduzirá ao desenvolvimento de ferramentas de diagnóstico robustas para os dentistas utilizarem na tomada de decisões clínicas e na previsão dos resultados do tratamento.

Um número crescente de doenças e afecções sistémicas tem demonstrado refletir-se no diagnóstico através da saliva. Juntamente com estes desenvolvimentos, há avanços tecnológicos que ultrapassaram as barreiras à implementação generalizada do diagnóstico salivar.

Estes obstáculos incluem problemas tecnológicos relacionados com a obtenção de elevada sensibilidade, elevada especificidade, miniaturização, elevado rendimento (ou seja, ensaio de um grande número de amostras em simultâneo), automatização, portabilidade, baixo custo, elevada funcionalidade e velocidade; a sua superação permitiu aos investigadores detetar e medir múltiplos marcadores de doenças.

A SALIVA COMO FLUIDO DE DIAGNÓSTICO: [37]

A capacidade de utilizar a saliva para monitorizar a saúde e os estados de doença de um paciente é um objetivo altamente desejável para a promoção da saúde e para a investigação dos cuidados de saúde. No entanto, só recentemente se começou a apreciar a forma como a saliva pode refletir praticamente todo o espetro de estados de saúde e de doença. Estes estados incluem níveis tecidulares de substâncias naturais e uma grande variedade de moléculas introduzidas no corpo para fins terapêuticos, de dependência ou recreativos; estado emocional; estado hormonal; estado imunológico; efeitos neurológicos; e influências nutricionais e metabólicas.

Uma das principais desvantagens da utilização da saliva como fluido de diagnóstico tem sido a noção de que os analitos informativos estão geralmente presentes em quantidades inferiores na saliva do que no soro. No entanto, com técnicas novas e altamente sensíveis, o nível inferior de analitos na saliva deixou de ser uma limitação. Quase tudo o que se pode medir no sangue pode ser medido na saliva. A saliva tem sido utilizada de forma fiável para detetar o VIH 1 e 2, bem como as hepatites virais A, B e C. Também pode ser utilizada para monitorizar uma variedade de níveis de drogas, incluindo os de marijuana, cocaína e álcool. Existem razões convincentes para utilizar a saliva como fluido de diagnóstico. Responde às exigências de métodos de diagnóstico económicos, não invasivos e fáceis de utilizar.

Como ferramenta clínica, a saliva tem muitas vantagens em relação ao soro, incluindo o caso da recolha, armazenamento e envio, e pode ser obtida a baixo custo em quantidades suficientes para análise. Para os doentes, as técnicas de recolha não invasivas reduzem drasticamente a ansiedade e o desconforto e simplificam a obtenção de amostras repetidas para monitorização ao longo do tempo. A saliva também é mais fácil de manusear para procedimentos de diagnóstico porque não coagula, diminuindo assim as manipulações necessárias.

DESENVOLVIMENTO DE TECNOLOGIAS PARA DIAGNÓSTICO COM BASE NA SALIVA

Em 2002, o NIDCR iniciou um esforço de investigação na área dos diagnósticos salivares e estão a ser feitos progressos no sentido de desenvolver sistemas tecnologicamente viáveis que sejam adequados para comercialização. O NIDCR financiou sete prémios para o desenvolvimento de **sistemas microfluídicos e microelectromecânicos (MEMS) para diagnóstico salivar** (Caixa). Os MEMS são sistemas integrados compostos por elementos mecânicos, sensores, actuadores e eletrónica num substrato de silício comum, desenvolvidos através da tecnologia de microfabricação. Estes sistemas utilizam pequenos volumes de amostras e reagentes, associados a métodos de deteção integrados, para efetuar uma análise. Os sete prémios apoiados pelo NIDCR centraram-se no desenvolvimento de tecnologias microfluídicas e MEMS para medir proteínas, ADN, transcrições de genes (mRNA), electrólitos e pequenas moléculas na saliva.

David Stahl, PhD, Universidade de Washington, Seattle, está envolvido em estudos da estrutura e função da comunidade microbiana em muitos habitats, incluindo a boca humana. O grupo do Dr. Stahl está a desenvolver uma tecnologia baseada em microarranjos de ADN para a deteção rápida e inequívoca de biomarcadores microbianos em fluidos orais.

Wong et al, da Universidade da Califórnia, Los Angeles (ULCA), está a desenvolver sistemas microfluídicos para pontos de atendimento que podem permitir a deteção simultânea de múltiplos analitos salivares, incluindo proteínas e ácido nucleico. A tecnologia da UCLA permite a deteção de analitos salivares com elevados níveis de sensibilidade e especificidade, sem necessidade de uma reação em cadeia da polimerase para a deteção de ácidos nucleicos ou de um ensaio de imunoabsorção enzimática para a deteção de proteínas. **As aplicações clínicas incluem o cancro oral** e o cancro da mama e doenças metabólicas (por exemplo, diabetes tipo 2).

Paul Yager, PhD, Universidade de Washington, está a desenvolver um sistema microfluídico integrado para a medição rápida, barata e simultânea de múltiplos analitos na saliva que utiliza um formato simples de laminado polimérico descartável. O objetivo deste programa é detetar níveis baixos de hormonas, medicamentos, metabolitos, agentes patogénicos específicos e marcadores de cancro oral, bem como marcadores proteicos de doenças sistémicas.

Desenvolvimento tecnológico

Para o desenvolvimento da tecnologia de diagnóstico salivar, o grupo estabeleceu uma parceria com engenheiros da Escola de Engenharia da UCLA, que são pioneiros no desenvolvimento de biossensores MEMS e de sistemas nanoelectromecânicos (NEMS) que apresentam elevados níveis de sensibilidade e especificidade para a deteção de analitos, até ao nível de uma única molécula. O consórcio de investigação estabeleceu um compromisso firme no sentido do desenvolvimento de biossensores MEMS/NEMS para a deteção em tempo real, ultrassensível e ultra-específica de analitos de diagnóstico salivares.

Teste do NanoSensor de Fluido Oral. O produto projetado chama-se Oral Fluid NanoSensor Test (OFNASET). O OFNASET é um sistema integrado portátil, automatizado e fácil de utilizar que permitirá a deteção simultânea e rápida de múltiplos alvos de proteínas salivares e ácidos nucleicos. Este detetor de biomarcadores salivares pode ser utilizado no consultório de um dentista ou de outro prestador de cuidados de saúde para rastreio e deteção de doenças no local de atendimento.

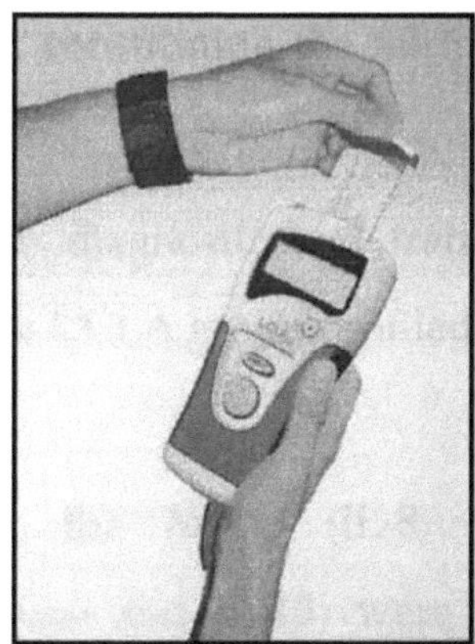

Fig. 38: Teste NanoSensor de fluido oral, um sistema integrado portátil, automatizado e fácil de utilizar que permitirá a deteção simultânea e rápida de múltiplos alvos de proteínas salivares e ácidos nucleicos.

Para utilizar plenamente o potencial de diagnóstico da saliva, é necessário decifrar e catalogar exaustivamente os seus componentes de diagnóstico. A comparação de tal catálogo em pacientes saudáveis com o de uma população doente revelará assinaturas de diagnóstico que podem discriminar entre pessoas saudáveis e pessoas com doença. O proteoma salivar constitui um desses recursos. Até à data, o grupo da UCLA identificou 309 proteínas na saliva humana. Além disso, o grupo começou a fazer descobertas transitórias sobre o proteoma salivar de doentes com cancro oral e de doentes com síndrome de Sjogren.

O laboratório da UCLA descobriu recentemente que os mRNAs humanos discriminatórios e de diagnóstico estão presentes na saliva de pessoas saudáveis e de pessoas com doenças. O transcriptoma salivar oferece um recurso adicional valioso para o diagnóstico de doenças.

O primeiro relatório do transcriptoma salivar demonstrou que o transcriptoma salivar normal é constituído por cerca de 3000 mRNAs. De particular importância é o facto de, dos 3000 mRNAs, 180 serem comuns entre indivíduos saudáveis, constituindo o núcleo do transcriptoma salivar normal (NSTC).

Para demonstrar o potencial diagnóstico e translacional do transcriptoma salivar, o grupo da UCLA traçou o perfil e analisou a saliva de pacientes com cancro oral.

Quatro genes do NSTC (IL-8, ornitina descarboxilase, espermidina acetiltrasferase e IL-1β) foram capazes de discriminar e prever se uma amostra de saliva era de um paciente com cancro ou de um indivíduo saudável, com uma sensibilidade e especificidade de 91% cada (caraterística do operador recetor [ROC] = 0,95). O grupo validou estes biomarcadores do transcriptoma salivar para a deteção do cancro oral em cerca de 300 indivíduos. O comportamento destes biomarcadores do transcriptoma salivar é consistente, ou seja, os seus níveis são significativamente mais elevados na saliva de doentes com cancro oral do que na saliva de indivíduos de controlo. Embora o grupo da UCLA tenha utilizado o cancro oral como a primeira doença de prova de princípio para o diagnóstico do transcriptoma salivar, em breve estarão disponíveis dados relativos a doenças sistémicas. Estes dados, embora precoces e exploratórios, fornecem uma justificação suficiente para prosseguir a investigação e demonstram a necessidade urgente de explorar plenamente o diagnóstico do transcriptoma salivar para aplicações translacionais importantes em doenças humanas.

Transcriptoma sérico versus transcriptoma salivar.

Uma vez que a saliva não é um fluido de diagnóstico comum, os investigadores da UCLA compararam a precisão clínica da saliva com a dos biomarcadores de ARN do sangue para a deteção do cancro oral. Encontraram quatro biomarcadores de ARN informativos que têm uma sensibilidade e especificidade de 91 e 71%, respetivamente (ROC = 0,88). Como explicado acima, os quatro biomarcadores salivares do cancro oral tinham um valor ROC coletivo de 0,9518; isto demonstra claramente que, para a deteção do cancro oral, o diagnóstico do transcriptoma salivar tem uma ligeira vantagem sobre o soro. Este exemplo também aponta para um facto importante no que diz respeito à descoberta e validação de biomarcadores para o diagnóstico de doenças: o poder dos biomarcadores salivares para discriminar e detetar doenças basear-se-á provavelmente num painel e não num único biomarcador.

Vantagens dos marcadores do transcriptoma.

Há vantagens na utilização de marcadores do transcriptoma para detetar doenças. O processo de descoberta de marcadores é de elevado rendimento, envolvendo a utilização de plataformas de microarranjos de todo o genoma. Embora o proteoma salivar humano ainda esteja a cerca de dois anos de ser compilado, o transcriptoma salivar de indivíduos saudáveis já foi concluído. Como biomarcador, o ARN é tão robusto e tão informativo como qualquer outro analito. Assim, o transcriptoma salivar oferece as vantagens combinadas da descoberta de marcadores de elevado rendimento através de um método biofluídico não invasivo e da elevada adesão dos doentes. **Foram identificadas assinaturas de ARN salivar altamente diagnósticas para o cancro oral e para duas outras doenças sistémicas humanas importantes.**

As investigações actuais estão a reduzir rapidamente a diferença entre a utilização da saliva e de outros biofluidos (sangue, urina, líquido cefalorraquidiano, lágrimas) para o diagnóstico de doenças. Serão necessários dados científicos para estabelecer uma referência para o valor de diagnóstico da saliva em comparação com o de outros meios biológicos para avaliar o valor discriminatório da saliva em termos de doença. É possível que, tal como já foi provado, a saliva seja mais precisa do que o sangue na deteção do cancro oral, e que a saliva supere outros meios biológicos no diagnóstico de outras doenças[37].

SIDA MOLECULAR

Genómica oral

Reação em cadeia da polimerase

Hibridação genómica compativel

Métodos de hibridação

Hibridação in situ

Microarrays

Microarray de ADN

Microdissecção por captura laser

Hibridação fluorescente in situ

Citometria de fluxo

Métodos de sequenciação de ADN

SIDA MOLECULAR

GENÓMICA ORAL [45]

A genómica oral é uma categoria ampla que descreve o desenvolvimento e a aplicação de informação genómica suscetível de conduzir a uma mudança qualitativa na forma como a medicina dentária é praticada em termos de diagnóstico, avaliação de riscos, terapêutica e resultados dos cuidados de saúde oral. A era pós-genómica trouxe consigo uma mudança na forma como as experiências básicas são concluídas, permitindo aos investigadores biomédicos examinar uma análise molecular abrangente, o que proporcionará oportunidades para melhorar o nosso quadro de conhecimentos sobre a saúde oral, o desenvolvimento e a malformação craniofacial e a patogénese das doenças orais.

Desde o início do Projeto do Genoma Humano (PGH) em 1988 (Palea, 1988), os 3,2 mil milhões de pares de bases que constituem o genoma humano foram sequenciados quase na perfeição. Estas sequências contêm o projeto dos mecanismos que controlam o comportamento de cada célula. As pequenas variações na sequência de ADN que conduzem a diferentes caraterísticas, como os traços faciais, a cor do cabelo ou a altura, são conhecidas como polimorfismos, que também podem causar e contribuir para o desenvolvimento de muitas doenças orais e síndromes craniofaciais. O HGP deu origem a novas estratégias de investigação e tecnologias experimentais que permitiram o estudo de vários processos vitais. Muitos organismos modais foram sequenciados para fornecer informações sobre a evolução humana e as diferenças e semelhanças nas suas sequências genómicas.

As doenças orais incluem os agentes patogénicos que afectam a cavidade oral de muitos dos doentes que vemos diariamente, tais como a doença periodontal, a cárie dentária e, em menor grau, as infecções fúngicas e virais. Em resultado do HGP, muitos destes agentes patogénicos orais foram sequenciados e a sua informação genómica pode fornecer informações para compreendermos os mecanismos subjacentes aos seus processos patológicos, os seus efeitos no hospedeiro e, mais importante ainda, as oportunidades de desenvolvimento terapêutico. As doenças orais incluem a compreensão dos problemas neurológicos generalizados e difíceis da articulação temporomandibular e dos problemas que lhe estão associados. Outras áreas difíceis que podem beneficiar da abordagem genómica em grande escala são o carcinoma espinocelular oral (OSCC), o desenvolvimento e a malformação craniofacial e as doenças auto-imunes. Por exemplo, no caso do CCEO, o prognóstico continua a ser mau, uma vez que pouco se sabe sobre os mecanismos moleculares responsáveis pela sua malignidade.

Aplicações

O CCEO é um tumor epitelial maligno agressivo e é o sexto cancro mais comum. A taxa de sobrevivência aos cinco anos não se alterou nas últimas quatro décadas e continua a ser inferior a 50%. Os clínicos e patologistas dentários enfrentam dois grandes problemas no tratamento do CCEO: a heterogeneidade da doença e a falta de caraterísticas histológicas e clínicas convencionais. Por exemplo, quando um doente se apresenta na clínica com uma lesão displásica, as caraterísticas citológicas da displasia não têm grande valor em termos de previsão da lesão displásica que pode ser mais ou menos agressiva ao longo do tempo (dilema de diagnóstico). Por conseguinte, são necessários novos factores prognósticos e preditivos para a classificação dos diferentes estádios desta doença, tais como a discriminação entre células normais, displásicas e malignas.

A partir de vários estudos, foram identificados vários genes com Expressed Sequence Tags (ESTs), em normal e displasia, que são identificados de outra forma no cancro.

Por exemplo, a DDB2, uma proteína de ADN específica de danos, pode ser um potencial alvo terapêutico para a prevenção da terapia. Noutro estudo, quando um algoritmo de agrupamento hierárquico utilizando a heurística de ligação média e a métrica da distância euclidiana foi aplicado aos perfis de expressão genética de amostras normais, displásicas e cancerosas. As amostras normais e cancerosas foram separadas com base nos seus perfis de expressão.

Uma observação interessante foi feita com as amostras de "displasia", que não se agruparam como um grupo. Foram encontradas tanto no grupo "normal" como no grupo "cancro". Assim, combinando os resultados dos dois estudos acima referidos, podemos inferir que existem alterações subtis que ocorrem na progressão do CCEO e que não são captadas através dos relatórios histológicos.

Além disso, a construção de vias de sinalização através da identificação dos genes específicos e da sequência em que aparecem na transformação do normal em cancro pode ser benéfica para a nossa compreensão do CCEO.

Reação em cadeia da polimerase (PCR)[40][41]

A reação em cadeia da polimerase (PCR) é uma técnica <u>bioquímica e de biologia molecular</u> para isolar e amplificar <u>exponencialmente</u> um fragmento ou sequência de interesse do <u>ADN$_z$</u> através de <u>replicação enzimática$_z$</u> sem utilizar um <u>organismo</u> vivo (como <u>E. coli</u> ou <u>levedura)</u>. Dado que a PCR é uma técnica <u>invitro</u>, pode ser efectuada sem restrições quanto à forma do ADN e pode ser extensivamente modificada para realizar uma vasta gama de <u>manipulações genéticas</u>.

Inventada em 1983 por <u>Kary Mullis,</u> foi-lhe atribuído o <u>Prémio Nobel da Química</u> em <u>1993</u> pela sua invenção. A PCR é agora uma técnica comummente utilizada em laboratórios de investigação médica e biológica para uma variedade de tarefas, tais como a <u>sequenciação</u> de genes e o diagnóstico de <u>doenças hereditárias,</u> a identificação de <u>impressões digitais genéticas</u> (utilizadas para testes forenses e de paternidade), a deteção e diagnóstico de <u>doenças infecciosas</u> e a criação de <u>organismos transgénicos</u>. A maior parte dos métodos de PCR amplificam fragmentos de ADN com mais de 10 quilos de pares de bases.

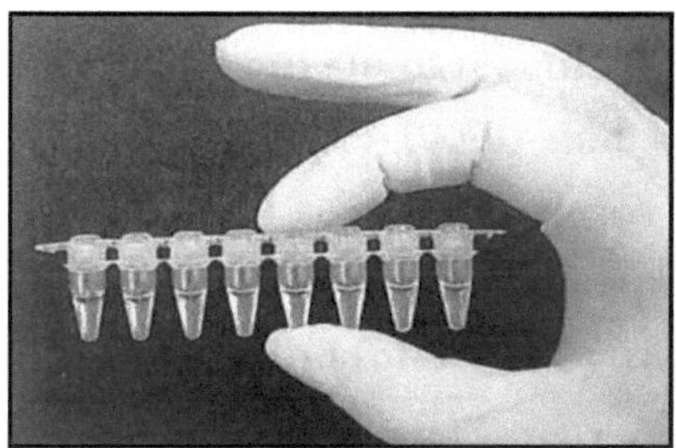

Fig. 39: Uma tira de oito tubos PCR, cada tubo contém uma reação de 100µl

Os componentes básicos da PCR

1. Modelo de ADN que contém a região do fragmento de ADN a amplificar.

2. Um ou mais iniciadores, que são complementares às regiões de ADN na região de ADN que se pretende amplificar.

3. Uma polimerase de ADN (por exemplo, Taq polimerase), utilizada para sintetizar uma cópia de ADN da região a ser amplificada.

4. Trifosfatos de nucleótidos (dNTPs) a partir dos quais a ADN polimerase constrói o novo ADN.

5. Solução tampão, que proporciona um ambiente químico adequado para uma atividade e estabilidade óptimas da ADN polimerase.

6. iões de magnésio ou de manganês.

7. Iões de potássio de catião monovalente.

Procedimento

A PCR é realizada em pequenos tubos de reação (0,2-0,5 ml), contendo um volume de reação de 15-100 ul, que são inseridos num termociclador. A PCR consiste normalmente numa série de 20 a 35 ciclos. Geralmente, a PCR é efectuada em três etapas, muitas vezes precedidas de uma manutenção da temperatura no início e seguidas de uma manutenção no final.

Antes do primeiro ciclo, durante um passo de inicialização, a reação de PCR é frequentemente aquecida a uma temperatura de 94-96⁰ C, e esta temperatura é então mantida durante 1-9 minutos. Este primeiro tempo de espera é utilizado para garantir que a maior parte do modelo de ADN e dos iniciadores são desnaturados, ou seja, que o ADN é fundido através da rutura das ligações de hidrogénio entre as bases complementares das cadeias de ADN. Após esta retenção, inicia-se a ciclagem, com um passo a 94-98⁰ C durante 20-30 segundos (passo de desnaturação).

A desnaturação é seguida pelo passo de recozimento. Neste passo, a temperatura da reação é reduzida para que os primers possam recozer ao molde de ADN de cadeia simples. O movimento da cadeia castanha faz com que os primers se movam, e as ligações de hidrogénio ADN-ADN são constantemente formadas e quebradas entre o primer e o molde. As ligações estáveis só são formadas quando a sequência do iniciador coincide exatamente com a sequência do modelo, e a esta curta secção de ADN de cadeia dupla a polimerase liga-se e inicia a síntese de ADN. A temperatura neste passo depende da temperatura de fusão dos primers, e é normalmente de 50- 64⁰ C durante 20 a 40 segundos. O passo de recozimento é seguido por um passo de extensão/alongamento no qual a polimerase de ADN sintetiza novas cadeias de ADN complementares às cadeias do modelo de ADN. A temperatura neste passo depende da polimerase de ADN utilizada. A Taq polimerase tem uma temperatura óptima de 70 - 74⁰ C, pelo que na maioria dos casos é utilizada uma temperatura de 72⁰ C. As ligações de hidrogénio entre o iniciador estendido e o modelo de ADN são agora suficientemente fortes para suportar forças que quebram estas atracções a uma temperatura mais elevada. O tempo de extensão depende tanto da DNA polimerase utilizada como do comprimento do fragmento de ADN a amplificar. Como regra geral, à sua temperatura óptima, a DNA polimerase polimerizará mil bases num minuto. Pode ser utilizada uma etapa final de alongamento de 5-15 minutos após o último ciclo para garantir que qualquer ssDNA remanescente esteja totalmente estendido. Pode ser utilizada uma retenção final de 4-15⁰ C durante um período de tempo indefinido para o armazenamento a curto prazo da reação. O brometo de etídio pode ser utilizado para corar os produtos da PCR. [40 ∏]41

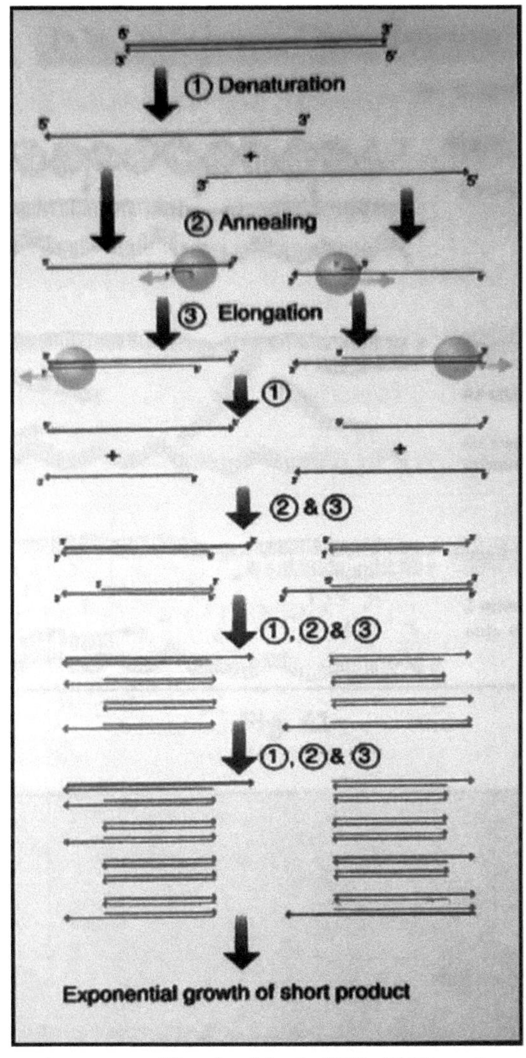

Fig. 40: Desenho esquemático do ciclo de PCR. (1) Desnaturação a 94- 96° C. (2) Recozimento a ~65° C. (3) Alongamento a 72° C. São aqui apresentados quatro ciclos

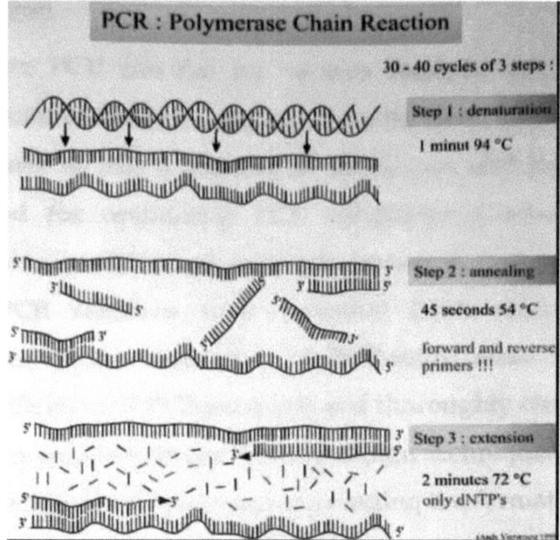

Fig. 41

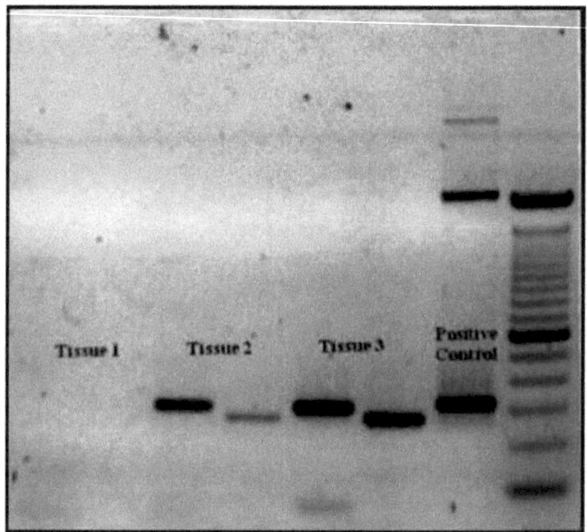

Fig. 42

Produtos de PCR corados com brometo de etídio após <u>eletroforese em gel</u>. Foram utilizados dois conjuntos de primers para amplificar o <u>gene </u>IGF a partir de três amostras de ADN diferentes

<u>Otimização da PCR</u>

Na prática, a PCR pode falhar por várias razões, em parte devido à sua sensibilidade à contaminação que provoca a amplificação de produtos de ADN espúrios. Por este motivo, foram desenvolvidas várias técnicas e procedimentos para otimizar as condições da PCR. A contaminação com ADN estranho é abordada com protocolos e procedimentos laboratoriais que separam as reacções pré-PCR de potenciais contaminantes de ADN. Isto implica normalmente a separação espacial das áreas de preparação da PCR das áreas de análise ou purificação dos produtos da PCR e a limpeza completa da superfície de trabalho entre as preparações da reação. As técnicas de conceção de primers são importantes para comprovar o rendimento do produto da PCR e evitar a formação de produtos espúrios, e a utilização de componentes tampão alternativos ou de enzimas de polimerase pode ajudar na amplificação de regiões de ADN longas ou problemáticas.

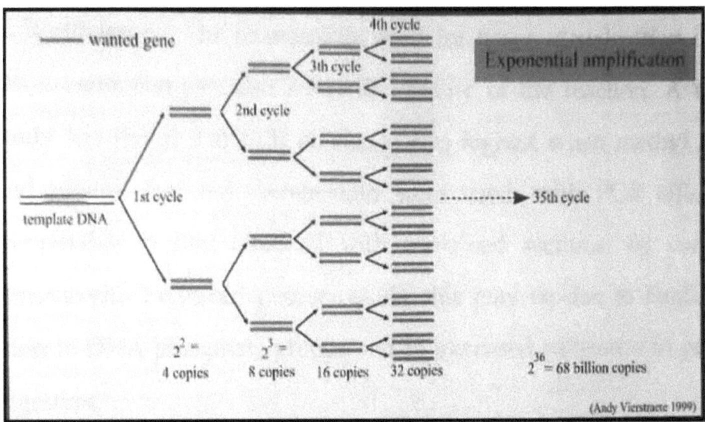

Fig. 43: A amplificação exponencial do gene na PCR

<u>Materiais para análise</u>

- Sangue, saliva, expetoração, sémen e pêlos isolados.

Os métodos tradicionais de análise genética, como o souther blotting e o northern blotting, requerem uma quantidade relativamente grande de ADN ou ARN de alta qualidade. A PCR pode ser utilizada para amplificar ADN relativamente degradado a partir de uma variedade de fontes, incluindo ADN extraído de secções de tecido incluídas em parafina. O fixador de tecidos, formalina tamponada a 4%, provoca a ligação doss e o corte do ADN. A digestão proteolítica do tecido produz uma grande quantidade de ADN que se encontra fragmentado, limitando o tamanho da área-alvo do gene que pode ser sujeita a PCR. Os fixadores precipitantes, tais como o etanol e a acetona, não provocam ligações cruzadas nem cisalham o ADN e, por conseguinte, produzem resultados de PCR mais consistentes.

Tempos de fixação mais longos podem também afetar negativamente a qualidade do ADN extraído de tecidos processados por rotina, reduzindo assim a eficiência da PCR. A coloração utilizada para a visualização dos tecidos antes da extração do ADN pode também afetar a qualidade da reação. Um estudo recente concluiu que a eficiência da PCR era mais elevada quando se utilizava uma coloração verde de metilo e uma coloração vermelha rápida neutra, com uma eficiência da PCR comparável à obtida com secções não coradas. Em contrapartida, a hematoxilina produziu resultados mais fracos, o que pode dever-se à ligação da coloração dos grupos fosfato do ADN e ao aumento da digestão proteica.

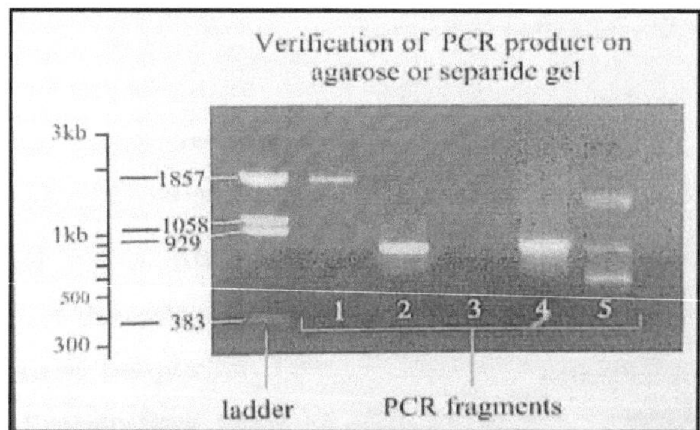

Fig. 44

A escada é uma mistura de fragmentos com tamanho conhecido para comparar com os fragmentos da PCR. Note-se que a distância entre os diferentes fragmentos da escada é logarítmica. Pista 1: o fragmento da PCR tem aproximadamente 1850 bases. Pistas 2 e 4: os fragmentos têm aproximadamente 800 bases de comprimento. Pista 3: não se forma nenhum produto, pelo que a PCR falhou Pista 5: formam-se várias bandas porque os primers encaixam em sítios diferentes

Aplicações [39][40][41]

A reação em cadeia da polimerase é uma técnica que permite "clonar" rapidamente um determinado pedaço de ADN no tubo de ensaio (e não em células vivas como a E. coli). Graças a este procedimento, é possível fazer cópias praticamente ilimitadas de uma única molécula de ADN, mesmo que esta esteja inicialmente presente numa mistura contendo muitas moléculas de ADN diferentes.

A utilização da PCR revolucionou o diagnóstico e o estudo de doenças infecciosas e malignas associadas a microrganismos. A PCR ultrapassa muitos dos problemas tradicionais dos métodos de identificação de agentes patogénicos. O ADN ou ARN de um organismo infecioso pode ser detectado em material de teste mesmo quando o número de organismos é baixo ou de crescimento lento ou quando o agente infecioso se encontra em material não adequado para cultura.

A análise de material de arquivo permitiu a realização de estudos retrospectivos que estabelecem o papel dos organismos infecciosos na etiologia e patogénese de muitas neoplasias. Estes incluem o papilomavírus humano no carcinoma oral. O vírus Epstein-Barr nos tumores malignos pós-transplante e o herpervírus humano 8 no sarcoma de Kaposi.

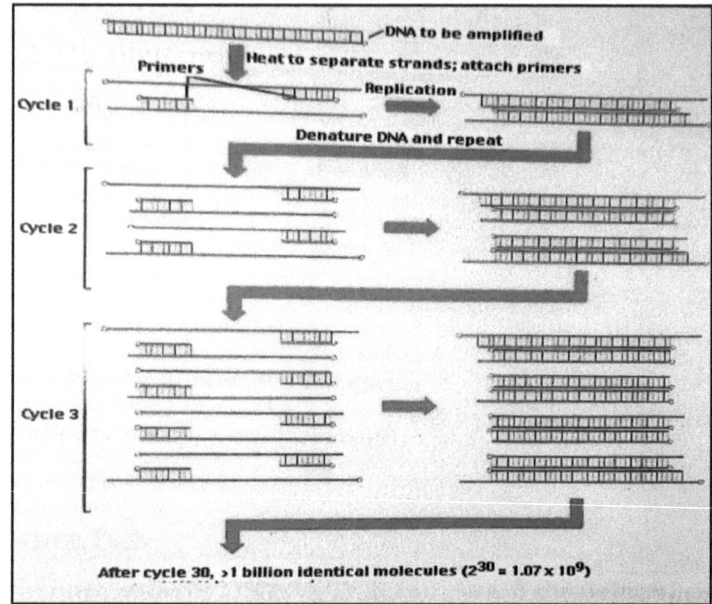

Fig. 45

Biologia tumoral: A PCR tem sido utilizada para detetar mutações em oncogenes associados ao cancro, genes supressores de tumores, monoclonalidade em linfomas de células B e T, translocação cromossómica e doença neoplásica residual mínima.

A PCR tem sido utilizada como técnica de rastreio para a deteção de células malignas em secreções humanas. Dado que a PCR é ideal para o estudo de um número reduzido de fragmentos únicos de ADN, foi aplicada na deteção de células malignas na urina, na expetoração e na saliva, no soro, no h°]

<u>**Utilizações da PCR**</u> [40][41]

1. Impressão digital genética

2. Testes de paternidade

3. Deteção de doenças hereditárias

4. Clonagem de genes

5. Mutagénese

6. Análise de ADN antigo

7. Genotipagem de mutações específicas

8. Comparação da expressão genética

PCR quantitativa

A quantificação do ADN por PCR pode permitir a determinação da amplificação genética (uma mutação mesmo quando um gene se encontra num número de cópias superior ao normal) de uma miríade de genes. A PCR quantitativa oferece uma série de vantagens em relação aos métodos quantitativos tradicionais de genes, como a análise de Southern Blot. O aumento do ADN durante o ciclo da PCR permite a utilização de pequenas quantidades de material genético que pode estar fragmentado ou degradado. Os métodos de PCR podem ser automatizados para permitir a análise de grandes quantidades de amostras com relativa facilidade, proporcionando uma certa flexibilidade não permitida pelo método convencional, que é laborioso e demorado. Um dos principais desafios é a natureza da acumulação da PCR. Durante a reação, há duas fases definidas em que o produto aumenta.

Com um número de ciclos baixo, o produto da PCR acumula-se exponencialmente, mas com um número de ciclos mais elevado, à medida que o ADN modelo, os dNTPs e o iniciador são consumidos, a taxa de formação de produto diminui progressivamente até não se formar nenhum. A fase exponencial detetável pode ser relativamente curta, durando apenas alguns ciclos. Para evitar estes problemas, foram concebidos vários métodos, nomeadamente a técnica em que o gene em causa é submetido a PCR com um gene de referência na mesma PCR. Deste modo, a quantidade relativa do gene alvo é determinada num ponto fixo da reação. Este método revelou-se valioso para o estudo retrospetivo da amplificação de genes em tumores humanos, incluindo na glândula salivar, tumores da mama e no carcinoma da mama, cancros orais e displasias epiteliais.

PCR de transcriptase reversa

Outra aplicação importante da PCR tem sido a deteção e quantificação do ARNm nas células. Dado que o ARNm tem vida curta e é instável, a determinação da sua abundância relativa é muitas vezes difícil em secções de tecido utilizando métodos convencionais de análise de ARN, como o Northern blotting. A análise do ARNm é importante porque fornece provas diretas da transcrição celular e, por conseguinte, constitui uma medida da função celular.

A proporção de ARNm na quantidade total de ARN numa célula (composta por ARN ribossómico, ARN de transferência e ARNm) pode ser de apenas 2%, o que torna difícil a identificação de espécies específicas de ARNm. A análise do ARNm é importante porque fornece provas diretas da transcrição celular e, por conseguinte, constitui uma medida da função celular. A base da transcriptase reversa é a conversão do ARN em ADN. (O cADN é o que é transcrito a partir de um modelo de ARN pelas enzimas RT). Assim, a enzima funciona de forma semelhante, mas inversa, à forma como o ARN é produzido a partir de um molde de ADN. Assim, uma sequência de nucleótidos de ARN GGUUA é diretamente convertida pela RT em CCAAG no cADN. Este cADN pode então ser utilizado como modelo para PCR ou PCR quantitativa.

Aplicação

Uma aplicação importante da RT-PCR é a deteção e quantificação dos transcritos de translocações associadas a tumores.

A PCR é considerada o método mais sensível para a deteção do ADN do HPV em amostras clínicas. A PCR tem sido utilizada para detetar o ADN do HPV em mucosa clinicamente normal e em displasias epiteliais, hiperplasia verrucosa e carcinoma espinocelular oral

Podem ser detectadas muitas alterações genéticas associadas ao carcinoma espinocelular oral. [41]

Hibridação genómica comparativa (CGH)

A hibridação genómica comparativa (CGH) é uma técnica baseada no ADN que é utilizada para rastrear todo o genoma ou cromossomas individuais para a deteção e/ou localização de alterações do número de cópias cromossómicas, e tem sido de particular utilidade na elucidação do padrão de alterações genómicas em tumores.

Os princípios envolvidos na execução desta técnica permitem a sua aplicação à maioria das amostras patológicas disponíveis, incluindo tecido fixado em formalina e incluído em parafina (FFPE). A aplicação desta técnica a material de arquivo oferece um enorme potencial para estudar os estados cromossómicos em grandes quantidades de tumores comuns e raros.

Uma vez que é menos sensível do que os métodos baseados na reação em cadeia da polimerase (PCR), **é melhor utilizado como ferramenta de rastreio.** As anomalias podem depois ser avaliadas por hibridação fluorescente in situ (FISH), análise da perda de heterozigotia (LOH) ou sequenciação do ADN.

A hibridação genómica comparativa foi descrita pela primeira vez por Kallioniemi et al. Esta permite o desenvolvimento de um mapa detalhado das diferenças cromossómicas entre células normais e tumorais através da deteção de aumentos ou diminuições de segmentos de ADN.

Numa medição típica de CGH, o ADN genómico total é isolado de populações de células de teste e de referência, marcado diferencialmente e hibridizado em cromossomas metafásicos ou, mais recentemente, em microarrays de ADN. A intensidade relativa de hibridação dos sinais de teste e de referência num determinado local é então (idealmente) proporcional ao número relativo de cópias dessas sequências nos genomas de teste e de referência. Se o genoma de referência for normal, então os aumentos e diminuições no rácio de intensidade indicam diretamente a variação do número de cópias de ADN no genoma das células de teste. Podem ser comparados mais de dois genomas em simultâneo se estiverem disponíveis etiquetas distinguíveis. Os dados são normalmente normalizados de modo a que o rácio modal para o genoma seja definido como um valor padrão, normalmente 1,0 numa escala linear ou 0,0 numa escala logarítmica. Podem ser utilizadas medições adicionais, como a FISH ou a citometria de fluxo, para determinar o número de cópias associado a um determinado nível de rácio. [40][41]

Esta técnica envolve a marcação do ADN tumoral com biotina, que é detectada com fluorescência (verde), e a marcação do ADN normal com digoxigenina, que é detectada com rodamina. As amostras de ADN normal e tumoral são depois hibridizadas em conjunto sobre uma dispersão metafásica de cromossomas normais não marcados.

As regiões de ganho ou perda de ADN, tais como deleções, duplicações ou áreas de amplificação, são vistas como alterações nos rácios relativos de vermelho e verde. Assim, as áreas de amplificação são representadas a verde e as áreas de perda a vermelho.

Esta técnica é útil para a identificação de translocações cromossómicas relativamente pequenas que não podem ser detectadas através da coloração tradicional de Geimsa de espalhamentos metafásicos (cariotipagem) para a identificação. Os rearranjos equilibrados, como as inversões e as translocações, não podem ser detectados por hibridação genómica comparativa.

Uma das principais desvantagens da hibridação genómica comparativa é a sua relativa insensibilidade, na medida em que apenas podem ser detectadas alterações cromossómicas superiores a 5 mega bases.

<u>PRINCÍPIO DA AVALIAÇÃO DA CGH</u>

Em resumo, o ADN é isolado de um tumor e marcado, por exemplo, com um fluorocromo verde (permitindo a sua posterior identificação). A marcação dá origem a sondas de fragmentos de ADN com um comprimento ótimo de 500 a 2000 pares de bases. O ADN tumoral é então incubado com quantidades iguais de ADN de referência normal conhecido (ADN de um indivíduo saudável que é marcado, por exemplo, com um fluorocromo vermelho, de forma semelhante ao ADN tumoral). Estes são então adicionados a uma dispersão cromossómica em metáfase (terceira fonte de ADN) localizada numa lâmina de vidro.

O ADN normal e o ADN tumoral competem então para se ligarem aos seus locais específicos de sequência nas várias regiões dos cromossomas (nos espalhamentos metafásicos). A análise consiste na captura de imagens fluorescentes da propagação metafásica para ambos os fluorocromos.

O resultado da CGH baseia-se na ligação bem sucedida do ADN alvo, o que permite demonstrar as alterações do número de cópias do ADN. Se o tumor possuir um estado de ADN equilibrado para uma determinada região cromossómica, o ADN de referência e o ADN do tumor ligar-se-ão em quantidades iguais, resultando numa relação de fluorescência verde: vermelha de 1:1 e nenhum sinal domina. Se no tumor existir uma deleção numa determinada região cromossómica (perda de ADN), esta não pode completar-se tão bem como o ADN normal. O ADN normal estará então presente em excesso e ligar-se-á ao seu alvo em maiores quantidades, resultando numa maior fluorescência vermelha. No caso da amplificação tumoral, o seu ADN está presente em excesso, resultando numa maior fluorescência verde.

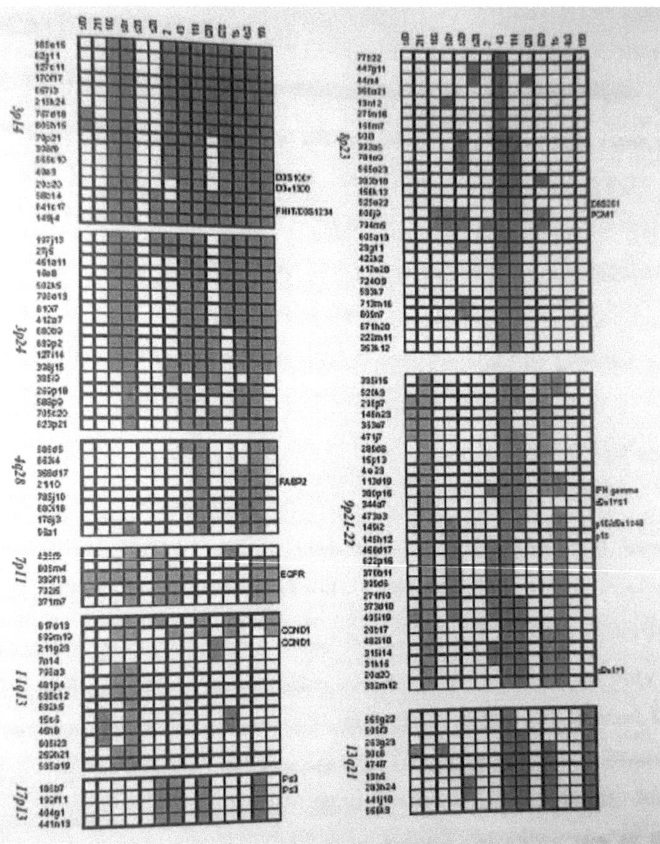

Fig. 46: Resumo dos 14 OSCC analisados com a matriz OCGR. Resumo do aumento e diminuição do número de cópias de regiões cromossómicas conhecidas por estarem envolvidas na progressão do cancro oral. Os nomes dos tumores estão listados no topo de cada coluna. A identificação do BAC RPI-Il é apresentada à esquerda de cada linha. Os principais genes e marcadores que foram mapeados para BACs são apresentados na extrema direita. As caixas verdes representam a diminuição do número de cópias, as caixas vermelhas representam o aumento do número de cópias e as caixas brancas representam a ausência de alterações no número de cópias.

APLICAÇÕES/UTILIZAÇÕES DA CGH

A utilização de CGH está atualmente a aumentar em muitas áreas da patologia

- É utilizado para comparar grandes grupos de tumores de aparência semelhante, a fim de identificar alterações cromossómicas comuns que possam permitir uma classificação mais precisa dos tumores.

- A comparação de tipos de tumores semelhantes com resultados clínicos diferentes pode fornecer novos marcadores de prognóstico.

- A identificação de alterações cromossómicas semelhantes em subgrupos de tumores pode fornecer informações sobre a etiologia e a biologia dos tumores.

- A descoberta de alterações cromossómicas entre carcinomas in situ e invasivos pode fornecer informações sobre a progressão do tumor.

- A CGH pode também ser utilizada para analisar tecidos placentários e fetais para detetar alterações no número de cópias cromossómicas.

Alguns dos problemas associados à CGH devem-se à sua relativa dificuldade técnica. A sua resolução é também limitada, na medida em que só consegue detetar ganhos ou perdas de aproximadamente 3-10 milhões de pares de bases, o que é muito menos sensível do que as técnicas baseadas na PCR. A técnica de CGH baseia-se na deteção de alterações do número de cópias do ADN. Não detecta translocações cromossómicas equilibradas, inversões ou cromossomas em anel, uma vez que não há alterações no número de cópias do ADN.[5]

REQUISITOS LABORATORIAIS

A CGH requer muito equipamento especializado para os vários procedimentos necessários para isolar, marcar e hibridar o ADN. É necessário equipamento adicional para análise, incluindo um microscópio fluorescente com filtros fluorescentes específicos e um analisador de imagens com software CGH dedicado instalado.

<u>**PROBLEMAS DE CGH QUANDO SE UTILIZA MATERIAL FIXADO EM FORMALINA**</u>

Independentemente do material de partida utilizado para a CGH, a necessidade de obter grandes quantidades de ADN puro de alta qualidade é fundamental para o seu sucesso. Este facto origina considerações técnicas importantes que são ainda mais confusas no caso de materiais FFPE.

<u>**Qualidade e tamanho do ADN**</u>

Idealmente, o ADN utilizado para a CGH é de alta qualidade e de elevado peso molecular (>40kB). As fontes ideais incluem tecidos e células frescos ou tecidos congelados.

Devido à natureza da fixação em formalina, o ADN obtido a partir desta fonte não é ótimo para a CGH. Está ligado às histonas e a outras proteínas e está parcialmente muito degradado (máximo de 300-20 000 pares de bases de comprimento). Esta situação é ainda agravada pela idade do bloco de tecido, o que resulta numa maior degradação ao longo do tempo.

<u>**Quantidade e pureza do ADN da amostra**</u>

A quantidade de ADN necessária para qualquer reação de CGH é de aproximadamente 0,5 - 2,0 µm. Isto corresponde a aproximadamente 50 000- 200 000 células diplóides. Isto pode ser facilmente obtido a partir de um par de secções de 20 µm de um grande bloco de tumor sólido. A CGH, contudo, depende muito da pureza da amostra. Idealmente, as amostras devem consistir em 100% de células tumorais para demonstrar o verdadeiro perfil de CGH. Uma amostra constituída inteiramente por células tumorais é quase impossível de obter a partir de secções de parafina completas devido a infiltrados inflamatórios e à presença de tecidos normais.

O nível destas células pode ser minimizado através da utilização de técnicas como a microdissecção e, especialmente, a microdissecção por captura a laser. Os infiltrados inflamatórios e os tecidos normais não possuem invariavelmente nenhuma das alterações cromossómicas observadas na amostra tumoral e, em situações extremas, podem fornecer um resultado impreciso.

As células inflamatórias e os tecidos normais possuem geralmente um complemento de ADN totalmente equilibrado. Em casos extremos de delecção cromossómica numa amostra de tumor, quaisquer tecidos normais "contaminantes" ou infiltrado inflamatório podem muito bem fornecer o ADN "em falta" para esta região, o que pode mascarar a delecção cromossómica na amostra de tumor. Também vale a pena considerar a possibilidade de heterogeneidade tumoral e de expressão cromossómica diferente em diferentes áreas amostradas do mesmo tumor. O problema da contaminação com tecidos normais e infiltrados inflamatórios pode ser minimizado através da microdissecção da amostra. Esta técnica utiliza uma secção de hematoxilina e eosina do bloco em questão para destacar áreas específicas de interesse, como uma área de elevada pureza tumoral. Esta é depois utilizada como modelo para indicar áreas a amostrar em secções adicionais do mesmo bloco. Deve ter-se cuidado ao escolher a coloração para as secções a microdissecar, uma vez que esta pode impedir ou inibir as etapas subsequentes. A microdissecção está disponível num formato automatizado (microscopia de captura a laser) ou pode ser efectuada manualmente. Nos casos em que a microdissecção é necessária para 0,5-2,0 µ de ADN, pode não estar presente, ou pode resultar na utilização de toda a amostra e na sua subsequente perda para exame posterior. Esta falta de ADN pode ser ultrapassada através da utilização de técnicas baseadas na PCR.

AMPLIFICAÇÃO DE ADN QUANDO A QUANTIDADE É INSUFICIENTE

Existem várias técnicas para amplificar o ADN presente numa amostra. A técnica mais comum é a degenerate oligonucleotide primer-PCR (DOP-PCR). Todos os primers utilizados nesta técnica têm extremidades 5' e 3' comuns com um hexâmero intermédio aleatório (degenerado) (5' - CCGACTCGAG NNNNNN ATGTGGG-3'). Estes 4096 iniciadores diferentes são adicionados a uma única mistura de reação PCR, resultando em mais de 16 milhões de potenciais conjuntos de iniciadores. Isto aumenta a probabilidade de todas as sequências presentes no ADN adicionado à reação serem amplificadas, aumentando assim o ADN total.

Uma técnica desenvolvida mais recentemente é a hibridação genómica comparativa unicelular (SCOMP). Esta técnica utiliza enzimas de restrição para cortar o ADN em sequências específicas, produzindo saliências no ADN. Segmentos de ADN de sequência conhecida são então ligados a estas saliências. Em seguida, são utilizados primers específicos dirigidos contra os segmentos de ADN litigados numa reação de PCR para amplificar o ADN. Com a DOP-PCR, existe a possibilidade de o ADN não ser amplificado uniformemente devido à falta de um iniciador adequado ou à amplificação preferencial de determinadas sequências. A SCOMP tem a vantagem em relação à DOP-PCR pelo facto de existir apenas um conjunto de iniciadores que assegura uma amplificação uniforme. A desvantagem, no entanto, é que a digestão de restrição do ADN fragmentará ainda mais o ADN.

Estas técnicas permitem ultrapassar o problema da insuficiência de ADN. No entanto, existem problemas associados à utilização destas técnicas. A PCR de uma amostra pode dar origem a um resultado impreciso devido a erros inerentes à realização da PCR. Estes podem resultar na incapacidade de amplificar determinadas secções ou na amplificação preferencial de outras sequências. Estas podem aparecer como deleções (incapacidade de amplificar), amplificações (amplificação preferencial) ou, no caso de contaminação de ADN normal, a amplificação por PCR pode mascarar deleções nas amostras tumorais. [40]

Marcação de ADN

Uma vez obtido ADN suficiente, o passo seguinte consiste em marcá-lo de modo a distinguir o ADN tumoral do ADN de referência na fase de análise. Existem várias técnicas que permitem a marcação do ADN. Isto ocorre mais frequentemente através da utilização de nucleótidos marcados que são introduzidos na cadeia de ADN. A marcação do ADN isolado de tecidos FFPE requer uma atenção especial. Tal como referido anteriormente, o ADN extraído de tecidos FFPE pode estar altamente degradado e sofrer ligações cruzadas com histonas e outras proteínas. Estes factores complicam ainda mais e, em casos extremos, inibem o processo de marcação, impedindo o êxito da CGH. A tradução de Nick é a técnica mais simples utilizada para marcar o ADN. Implica o corte do ADN ("nicking") com uma enzima, que actua de forma não específica, resultando num ADN com lacunas. A ADN polimerase adiciona então nucleótidos de uma forma específica da sequência, preenchendo essas lacunas. A marcação do ADN é conseguida através da incorporação de um nucleótido marcado na mistura de reagentes.

Tradução de Nick. No entanto, resulta numa maior fragmentação do ADN. Idealmente, as sondas para CGH devem ter 500-2000 pares de bases de comprimento. Se o ADN já estiver fragmentado, a tradução por "nick" fragmentará ainda mais o ADN, dando origem a sondas demasiado pequenas e resultando em maus resultados de CGH. Podem também ser utilizadas técnicas baseadas na PCR para marcar o ADN. Estas técnicas têm a vantagem de não degradar ainda mais o ADN, resultando em sondas mais longas e adequadas. Estas técnicas são versões modificadas das utilizadas para amplificar pequenas quantidades de ADN (DOP-PCR de SCOMP). Um nucleótido marcado é adicionado à mistura de PCR e é subsequentemente incorporado no ADN de uma forma específica da sequência. O ADN isolado de tecido FFPE é frequentemente muito resistente à marcação através de técnicas de base enzimática. Existem outras técnicas de marcação, como o Universal Linkage System (ULSs, Kreatech Biotechnology). Esta técnica baseia-se num composto de platina marcado capaz de se ligar preferencialmente a grupos guanina. Mais uma vez, este método não produz qualquer fragmentação adicional do ADN e é considerado ideal para a realização de CGH em amostras de ADN de pequenas dimensões. A CGH tem uma resolução limitada na deteção de ganhos ou perdas cromossómicas. Os recentes desenvolvimentos neste domínio permitem que as técnicas de CGH sejam utilizadas em microarranjos. Esta técnica utiliza sequências curtas de ADN de genes conhecidos, fixadas em lâminas, em vez de utilizar espalhamentos metafásicos. Esta técnica tem a vantagem de ser mais sensível do que a CGH, uma vez que permite identificar a perda ou a amplificação de genes específicos em vez de regiões cromossómicas. A CGH proporciona um meio rápido de analisar todo o genoma ou cromossomas individuais para detetar alterações no número de cópias cromossómicas. Uma vez que é menos sensível do que os métodos de PCR para a deteção de anomalias genómicas, é provavelmente melhor utilizada como ferramenta de rastreio ou como ferramenta de confirmação.

Aplicação

O array CGH pode ter valor clínico na diferenciação de novos tumores primários de lesões recorrentes, particularmente em doentes com padrões de recorrência invulgares. A análise genómica também pode ajudar a elucidar a relação entre múltiplos focos tumorais. Estas determinações podem, nalguns casos, alterar significativamente o curso do tratamento posterior. O array CGH pode, assim, servir como um complemento importante da imunohistoquímica e da histopatologia. [41]

A aplicação de CGH e de técnicas relacionadas com CGH a tecidos de arquivo FFPE permite a análise de um grande número de tumores, tanto raros como comuns. A realização bem sucedida de CGH em amostras óptimas é muito exigente, tanto em termos de tempo como em termos técnicos. A adaptação das técnicas para trabalhar em tecidos FFPE exige mais manipulações e, potencialmente, passos adicionais. [41]

Esta técnica é muito útil nos casos em que são encontrados múltiplos tumores síncronos, a análise genética por array CGH pode elucidar claramente as relações entre os diferentes locais do tumor e tem o potencial de afetar a tomada de decisões sobre o tratamento clínico. Especialmente nos casos em que a diferenciação entre a doença metastática e um novo foco primário teria implicações importantes para o tratamento e a imuno-histoquímica não contribui, a array CGH deve ser considerada uma ferramenta potencial que pode oferecer uma resposta definitiva. No entanto, a utilização clínica mais generalizada desta tecnologia exigirá o estabelecimento de métodos normalizados para a análise de amostras clínicas. [41]

APLICAÇÃO DE INVESTIGAÇÃO DA MATRIZ CGH

A utilização de array CGH na investigação acelerou o ritmo da descoberta de genes na genética humana, aprofundou a compreensão das alterações genómicas no cancro e promoveu o estudo de conceitos fundamentais relacionados com a confirmação cromossómica, metilação do ADN, acetilação de histonas, silenciamento de genes, tempo de replicação e muitos outros mecanismos básicos relativos à estrutura e função do ADN.

A CGH de matriz provou ser útil no fornecimento de "assinaturas" ou perfis de número de cópias de ADN para vários tipos de cancro. Muitos cancros estão associados a múltiplos ganhos e perdas de cromossomas e segmentos cromossómicos. Dadas as dificuldades associadas à cultura e à obtenção de metáfases de qualidade da maioria dos tumores sólidos, são altamente desejáveis abordagens que examinem diretamente o conteúdo de ADN e associem quaisquer alterações de dosagem a anomalias cromossómicas. A esperança destes estudos é que certas assinaturas se tornem marcadores de prognóstico e possam orientar os tratamentos clínicos. A CGH de matriz foi aplicada a um grande número de estudos sobre o cancro com resultados reprodutíveis. [41]

A CGH em matriz tem muitas aplicações de investigação, incluindo a caraterização do cancro, a descoberta de genes e a compreensão das modificações epigenéticas e da confirmação cromática. Os resultados de tais investigações podem ser diretamente correlacionados com localizações genómicas e expressão genética. Assim, como ferramenta de investigação, a CGH de matriz está apenas a começar a demonstrar o seu potencial.

Para aplicações de diagnóstico, a matriz CGH deve ser abordada de uma perspetiva diferente. Uma vez que cada amostra clínica não deve ser encarada como um projeto de recherché, as matrizes de diagnóstico devem ser construídas de forma a maximizar as capacidades de diagnóstico, minimizando os resultados falsos positivos, para fornecer aos clínicos diagnósticos e a informação de que necessitam para gerir os cuidados clínicos de indivíduos com anomalias cromossómicas identificadas. [41]

A vasta gama de fenótipos genómicos no cancro significa que, para alguns conjuntos de amostras, a CGH em matriz fornecerá informações sobre a localização de genes cancerígenos importantes, ao passo que noutros será pouco informativa. [41]

Em Oral Cancer:

Estudos demonstraram que a instabilidade genómica em jovens não fumadores com cancro oral é muito menor do que a encontrada em doentes típicos com cancro oral. Estas observações indicam que o cancro oral que se apresenta numa idade mais jovem, particularmente em não fumadores, tem um perfil genómico diferente do cancro oral classicamente descrito. [41]

É comum pensar-se que a maioria dos tumores sólidos esporádicos resulta da acumulação de alterações genéticas ao longo do tempo. Das muitas alterações genéticas encontradas nos cancros orais ou da cabeça e do pescoço, acredita-se que a perda de heterozigotia (LOH) em 9p, 3p e 17p está entre os eventos mais precoces no desenvolvimento do cancro oral, com alterações em 4q, 6p, 8,llq, 13q e 14q a ocorrerem em associação com estádios mais avançados.

Os padrões de alterações genéticas, como a perda de regiões em 3p e 9p, têm sido utilizados para prever a probabilidade de progressão e recorrência da doença. No entanto, poucos dos genes associados a estas alterações foram identificados. Os genes associados incluem o gene pl6 (CDKN2A) em 9p21, o gene FHIT em 3pl4 e o p53 em 17pl3.

Os estudos de CGH têm sido aplicados para identificar grandes aberrações cromossómicas no epitélio escamoso pré-maligno e maligno, bem como para detetar diferenças genéticas grosseiras nos carcinomas da cabeça e do pescoço de diferentes locais tumorais. Uma limitação desta abordagem tem sido a sua resolução. A tecnologia CGH baseada em matrizes foi desenvolvida para permitir a deteção de alta resolução do aumento ou diminuição do número de cópias em regiões cromossómicas específicas. Foi demonstrado que esta tecnologia é aplicável ao cancro oral num estudo centrado na região 8q22. Para identificar alterações do número de cópias no cancro oral, concebemos uma matriz de cromossomas artificiais bacterianos (BAG) humanos específicos do cancro oral para análise CGH.

Esta matriz CGH específica para o cancro oral de primeira geração fornece uma cobertura quase completa das nove regiões acima mencionadas que têm sido associadas à progressão histopatológica. [42]

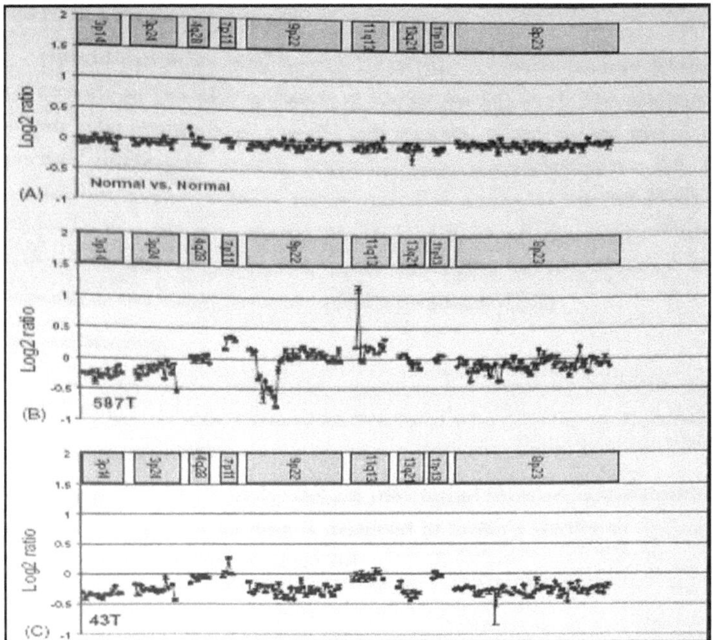

Fig. 43: Exemplos de análises CGH de matrizes de tumores orais para as nove regiões representadas na matriz OCGR. São apresentados gráficos de CGH de matriz para ADN genómico humano normal e duas amostras de OSCC para ilustrar as alterações do número de cópias. Cada ponto de dados representa o valor médio derivado de pontos triplicados para cada locus BAC. Os desvios padrão são indicados. As regiões cromossómicas representadas na matriz estão delineadas na parte superior de cada gráfico em caixas cinzentas. (A) A análise do ADN genómico humano normal versus ADN genómico humano normal não revela diferenças significativas no número de cópias. (B) O tumor 587T mostra regiões de número de cópias normal em 4q28, 13q21, 17pl3, regiões de supressão em 3pl4, 3p24, 8p23, *9p22* e regiões de aumento do número de cópias em *7pll* e llql3. (C) O tumor 43T mostra regiões de número de cópias normal em 4q28, llql3 e 17pl3, regiões de diminuição do número de cópias em 3pl4, 3p24, 13q21 e 8p23 e uma região de aumento do número de cópias em 7pll.

MÉTODOS DE HIBRIDAÇÃO

O método de hibridação refere-se ao emparelhamento de cadeias complementares de ARN ou ADN para produzir um ácido nucleico de cadeia dupla. A relação de emparelhamento de bases nucleotídicas é tão específica que as cadeias não se podem ligar a menos que as respectivas sequências de nucleótidos sejam complementares. Todos os métodos de hibridação utilizam uma sonda de ADN ou ARN marcada com rádio ou com Auoresce que se liga ao ADN ou ARN alvo de interesse, permitindo a visualização. Os ácidos nucleicos alvo podem ser imobilizados numa membrana ou examinados em secções de tecido (in situ). [40][41]

Blotting do Sul

Um método amplamente utilizado para analisar a estrutura do ADN. Esta técnica tem o nome de Edward M. Southern, que a desenvolveu na Universidade de Edimburgo durante a década de 1970.

Para simplificar, as moléculas de ADN são transferidas de um gel de agarose para uma membrana. O Southern blotting foi concebido para localizar uma sequência específica de ADN numa mistura complexa. [ ][42]

Técnica

O ADN é primeiro clivado enzimaticamente em pedaços mais pequenos por endonucleases de restrição (enzimas capazes de cortar o ADN em locais de reconhecimento específicos) e depois separado por eletroforese em gel de agarose. Os fragmentos mais pequenos viajam mais longe no gel, afastando-se do cátodo carregado negativamente, enquanto os pedaços maiores migram uma distância mais curta. Assim, a eletroforese serve para separar os fragmentos de acordo com o seu tamanho, um processo designado por fracionamento. Após a separação dos fragmentos, o ADN é transferido do gel para uma membrana de nylon ou de nitrocelulose através da ação capilar de um tampão, à medida que é absorvido pelo papel absorvente. Em seguida, o ADN é ligado à membrana por cozedura da membrana num forno de vácuo ou por reticulação com luz ultravioleta.

Finalmente, podem ser identificados fragmentos específicos de ADN através da hibridação da membrana com sondas complementares de ADN ou ARN marcadas, seguida da deteção da marca numa película de raios X por autoradiografia (utilização de radioatividade para excitar a emulsão fotográfica; aplicada à deteção da expressão genética e da cinética celular nos tecidos) ou por quimioluminescência (emissão de luz como produto de uma reação química).

Blotagem do Norte

Uma modificação da análise de Southern Blot permite o estudo do ARN de tecidos por analogia com o Southern Blotting, este método foi inicialmente referido num contexto jocoso como Northern Blotting. Atualmente, o termo é amplamente aceite. Neste método, é efectuada a localização de uma sequência de ARN.

Procedimento

O Northern blotting consiste na separação do ARN por eletroforese em gel de agarose, transferência para uma membrana de nylon ou nitrocelulose e hibridação com uma sonda específica de ADN ou ARN marcada. O ARN é sensível à degradação por ribonucleases estáveis ao calor que resistem aos métodos de esterilização comuns. O ARN de cadeia simples tende a estabilizar-se dobrando-se numa configuração de cadeia dupla denominada laços em gancho, distorcendo o ARN e interferindo com a sua análise. Para evitar estas alterações no ARN durante a análise, os géis de separação têm de ser corridos na presença de um agente desnaturante forte, como o formaldeído ou o metilmercúrio.

A densitométria laser do sinal em blots obtidos com ADN ou ARN extraídos de tumores permite uma análise quantitativa dos oncogenes. No entanto, uma limitação deste tipo de investigação advém de uma coleção heterogénea de células estromais e neoplásicas. A contaminação com células estromais dilui o sinal das células neoplásicas.

A separação e identificação de proteínas de uma forma semelhante é designada por western blotting. [41][40]

Aplicações

Utilizado na análise quantitativa de oncogenes tumorais.

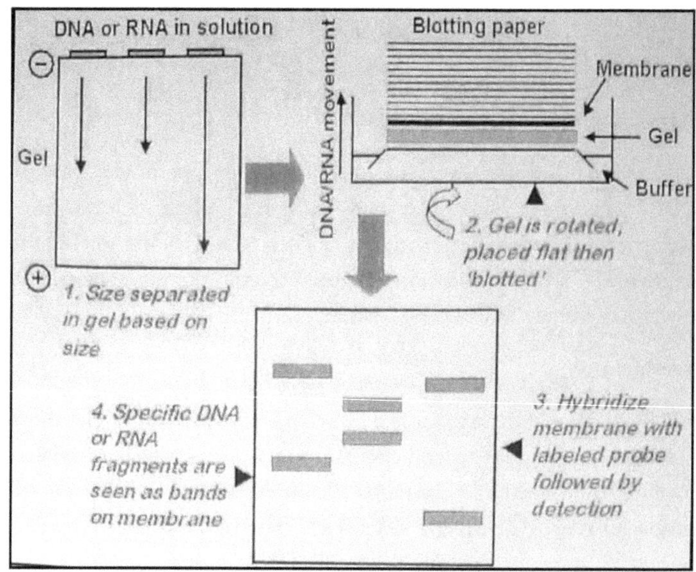

Fig. 47

Os métodos de blotting envolvem a separação de tamanhos por eletroforese em gel do ADN ou ARN que foi previamente cortado pelas enzimas de restrição. Os fragmentos mais pequenos são os que migram mais longe de um elétrodo carregado negativamente. Em seguida, um tampão migra de um poço, através do gel e da membrana de nylon sobreposta, para o papel de blotting. O papel mata-borrão tem a função de atrair o tampão e o ADN/ARN de forma capilar para a membrana. Os fragmentos genéticos no gel são então imobilizados na membrana. A membrana é removida e hibridizada com sondas de ADN ou ARN marcadas que demonstram as bandas específicas de material genético que estão presentes.

HIBRIDAÇÃO IN SITU

<u>Introdução</u>

A hibridação in situ é um método de deteção do ARN mensageiro (ARNm) ou do ADN em células ou em secções finas (fatias) de tecido, geralmente montadas em lâminas de vidro para microscópio, de modo a que a localização da molécula alvo possa ser vista em células individuais. Esta técnica é muito valiosa para a investigação de doenças (patologia) e é amplamente utilizada em muitos laboratórios em todo o mundo. A ISH, que utiliza sondas radioactivas marcadas, foi descrita pela primeira vez em 1969. [41][42]

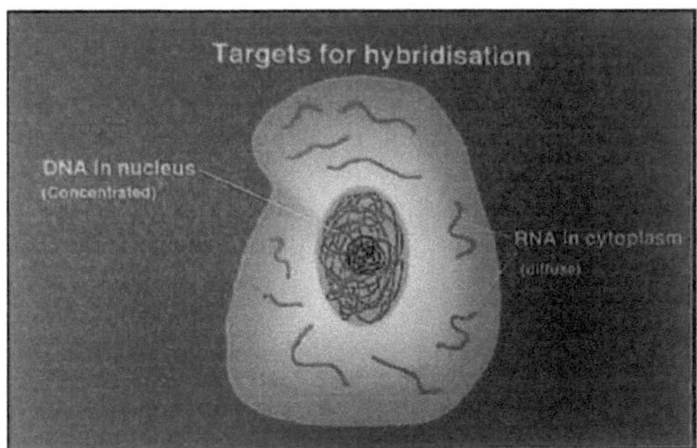

Fig. 48

É possível detetar ADN ou ARN utilizando sondas específicas feitas a partir do próprio ADN ou ARN, devido à forma única como as cadeias simples de ARN ou ADN se ligam a uma cadeia oposta.

A hibridação normal requer o isolamento do ADN ou ARN, a sua separação num gel, a sua colocação em nitrocelulose e a sua sondagem com uma sequência complementar.

Os princípios básicos da hibridação in situ são os mesmos, exceto que se utiliza a sonda para detetar uma sequência específica de nucleótidos nas células e nos tecidos. A sensibilidade da técnica é tal que os níveis limiares de deteção se situam na ordem das 10-20 cópias de ARNm por célula.

A hibridação in situ apresenta um conjunto único de problemas, uma vez que a sequência a detetar se encontra numa concentração mais baixa, mascarada por uma proteína associada ou protegida no interior de uma célula ou estrutura celular. Por conseguinte, para sondar o tecido ou as células de interesse, é necessário aumentar a permeabilidade da célula e a visibilidade da sequência de nucleótidos para a sonda sem destruir a integridade estrutural da célula ou do tecido. [40][41][42]

É importante considerar o tipo de sonda a utilizar e a melhor forma de a rotular, para obter o melhor nível de resolução com o maior nível de rigor. Algumas destas escolhas dependem do tipo de perguntas que estão a ser feitas. As instalações disponíveis e a forma como se pretende avaliar o resultado (qualitativa ou quantitativamente).

Existem quase tantos métodos para efetuar a hibridação in situ como tecidos que foram sondados. Por isso, mais importante do que ter uma receita é compreender as diferentes fases do processo e o seu objetivo.oncogenes.

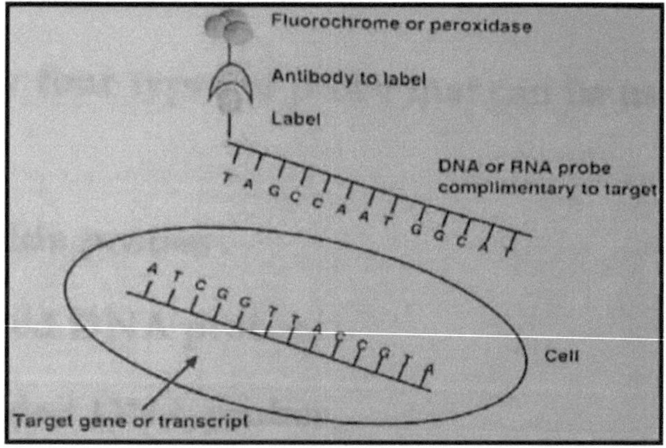

Fig. 49

<u>**Princípios da hibridação in situ**</u>

O ADN ou ARN de uma célula é identificado in situ através da utilização de uma sonda complementar de ARN ou ADN, sendo a sonda marcada detectada através da utilização de um anticorpo dirigido contra a etiqueta. O complexo é então visualizado por meio de um fluorocromo ou por reação de peroxidase de um substrato, semelhante à imunohistoquímica.

<u>**Preparação do material.**</u>

As secções de tecido mais comuns utilizadas com a hibridação in situ são:

a) **Secções congeladas:** O tecido fresco é congelado instantaneamente (rapidamente colocado num congelador a -80) e, depois de congelado, é incorporado num meio de suporte especial para criossecção fina. As secções são ligeira e rapidamente fixadas em paraformaldeído a 4% imediatamente antes do processamento para hibridação.

b) **Secções incluídas em parafina:** As secções são fixadas em formalina, como normalmente se fixam os tecidos para histologia, e depois embebidas em cera (secções de parafina) antes de serem seccionadas ou

c) **Células em suspensão:** As células podem ser colocadas em lâminas de vidro e fixadas com metanol

Provar tipos

Existem essencialmente quatro tipos de sondas que podem ser utilizadas para efetuar a hibridação in situ.

1. **Sondas de oligonucleótidos.**
2. **Sondas de ADN de cadeia simples.**
3. **Sondas de ADN de cadeia dupla.**
4. **Sondas de ARN (sondas de ARNc ou ribossondas).**

No entanto, pode ser muito difícil trabalhar com estas sondas, uma vez que são muito sensíveis às RNases (enzimas ubíquas de degradação do ARN), pelo que deve ser observada uma técnica estéril escrupulosa, caso contrário estas sondas podem ser facilmente destruídas. No entanto, as sondas de ARN são provavelmente as sondas mais utilizadas na hibridação in situ. [40]

Em vez de se utilizar uma película fotográfica para detetar a sonda na secção de tecido, a lâmina que contém a secção de interesse pode também ser mergulhada numa emulsão fotográfica que se deixa secar. A lâmina é armazenada no escuro a -80° C para permitir que a emulsão fotográfica fique exposta. Após o período de incubação, as lâminas são reveladas da mesma forma que uma película fotográfica normal. Assim, visualiza-se a secção ou células de interesse através da emulsão fotográfica revelada e os grãos pretos de prata indicam os locais das transcrições marcadas. Este método é particularmente útil para investigar a expressão genética ao nível de cada célula.

Se a imunohistoquímica for efectuada no tecido antes da hibridação in situ, é possível examinar a expressão genética em populações celulares fenotipicamente definidas com uma resolução de célula única.

Deteção

As sondas radiomarcadas são detectáveis utilizando película fotográfica ou emulsão fotográfica.

As etiquetas fluorescentes são detectáveis "diretamente" utilizando um microscópio fluorescente ou um leitor de placas para exemplificar o tecido ou as células em que a sonda de oligonucleótido marcada hibridizou. A utilização de etiquetas fluorescentes com hibridação in situ passou a ser conhecida como FISH (hibridação in situ fluorescente) e uma vantagem destas etiquetas fluorescentes é que podem ser visualizadas duas ou mais sondas diferentes ao mesmo tempo. Além disso, as sondas marcadas com FITC podem ser detectadas utilizando anticorpos anti-FITC disponíveis em muitos fornecedores científicos.

Questões de hibridação

Hibridação: A composição da solução de hibridação é fundamental para controlar a eficiência do processo de hibridação. A hibridação depende da capacidade do oligonucleótido para se ligar a uma cadeia complementar de ARNm imediatamente abaixo do seu ponto de fusão (Tm). O valor do Tm é a temperatura a que metade do oligonucleótido está presente numa forma de cadeia simples.

Os factores que influenciam a hibridação da sonda de oligonucleótido com o ARNm alvo são:

- Temperatura
- pH
- concentração de catiões monovalentes
- presença de solventes orgânicos

Segue-se uma solução de hibridação típica com uma temperatura de hibridação de cerca de 37^0 C e um período de incubação de um dia para o outro.

Sulfato de dextrano. Este é adicionado porque se torna fortemente hidratado, reduzindo assim a quantidade de água de hidratação para dissolver os nucleótidos e, por conseguinte, aumenta efetivamente a concentração da sonda em solução, o que resulta em taxas de hibridação mais elevadas.

Formamida e DTT (ditiotreitol). Estes são solventes orgânicos que reduzem a estabilidade térmica das ligações, permitindo que a hibridação seja efectuada a uma temperatura mais baixa.

SSC (NaCl + Citrato de Sódio). Os catiões monovalentes interagem principalmente com os grupos fosfato dos ácidos nucleicos, diminuindo as interações electrostáticas entre as duas cadeias.

EDTA. Este é um acelarador e remove os catiões divalentes livres da solução de hibridação, uma vez que estes estabilizam fortemente o ADN duplex.

São adicionados outros componentes para diminuir a possibilidade de ligação inespecífica da sonda de oligonucleótido e incluem:

- ssDNA
- O ARNt actua como ARN transportador
- poliA
- Solução Denhardts

Lavagens

Após a hibridação, o material é lavado para remover a sonda não ligada ou a sonda que se tenha ligado livremente a sequências imperfeitamente emparelhadas. A lavagem deve ser efectuada na condição de rigor em que a hibridação ocorre, ou próximo dessa condição, com uma lavagem final de baixo rigor.

Controlo

É claro que a parte mais importante de qualquer procedimento experimental é a inclusão de controlos. No entanto, muitas vezes, nas experiências de hibridação in situ, os controlos não são utilizados corretamente, se é que o são de todo.

Ao realizar uma experiência de hibridação in situ, é necessário ter a certeza de que a reação de hibridação é específica e que a sonda se liga, de facto, seletivamente à sequência de ARNm alvo e não a outros componentes da célula ou a outra sequência de ARNm estreitamente relacionada. Além disso, se não for observada qualquer coloração com a sonda, isso significa que não existe de facto qualquer expressão desse ARNm no tecido ou significa que poderá haver um problema com a preparação do tecido ou com o próprio tecido.

Controlos da qualidade do ARNm dos tecidos e da eficácia do protocolo.

Se a qualidade do tecido for má e/ou o ARN estiver degradado, será muito difícil obter bons resultados com a hibridação in situ. No entanto, há uma série de controlos que podem ser adicionados à experiência para verificar o estado do tecido e do ARNm no tecido. Se estiver a utilizar tecido fresco e estes controlos forem negativos, isso sugere um problema com a técnica ou o protocolo.

Controlo positivo.

Realizar a hibridação situ utilizando a sonda de oligonucleótido correta num tecido de controlo positivo fresco que se saiba ter a sequência de interesse (nem sempre é possível). Se não for detectado qualquer sinal, isso sugere que o problema existe na sua técnica ou protocolo.

Aplicação

A técnica pode ser aplicada a tecidos fixados e processados por rotina; com alguns alvos, é mesmo possível obter hibridação em material de autópsia. A ISH tem sido utilizada para detetar o ARN mensageiro (ARNm) como marcador da expressão genética.

A sua aplicação em doenças infecciosas tem sido, até à data, principalmente em infecções virais, como a tipagem do papilomavírus humano (HPV) ou a deteção do vírus Epstein-Barr pela presença de pequenos ARN nucleares (EBER). A expressão de ARNm para proteínas de histonas tem sido utilizada para detetar células em fase S, e métodos relacionados podem ser aplicados para detetar células apoptóticas.

Utilizando sondas para sequências específicas dos cromossomas, é possível detetar aneuploidia e documentar alterações em cromossomas específicos, que podem ter significado prognóstico em alguns tumores.

Cancro oral: 1. A análise da expressão do gene da queratina envolveu a utilização de hibridação in situ (ISH) no cancro oral. [46]

Pode ser detectada a expressão do ARNm dos genes do cancro oral.

Em conclusão

- As técnicas in situ permitem a deteção da expressão do ARNm de uma forma quantitativa e específica da região
- A hibridação in situ, embora relativamente insensível, é uma forma simples de medir a distribuição do ARNm na secção
- A associação da ISH e da PCR permite aumentar a sensibilidade, embora com uma maior exigência técnica
- Deteção muito precoce de marcadores de toxicidade
- Deteção sensível de marcadores tumorais também para o cancro oral.

MICROARRAIAS

Um grande avanço no estudo quantitativo da expressão do ARNm foi o desenvolvimento da tecnologia de microarranjos, comummente designada por "chips de ADN". Utilizando microarrays, os níveis de expressão de centenas de milhares de genes podem ser determinados ao mesmo tempo, fornecendo um perfil único de aumento ou diminuição da expressão genética nos tecidos. [ ][42]

Um microarray é uma disposição ordenada de uma amostra ou sonda imobilizada numa matriz. A tecnologia de microarranjos pode ser amplamente dividida em duas áreas distintas: arranjo de potes de ácidos nucleicos ligados a um suporte inerte (microarranjos de ácidos nucleicos) e arranjo de pequenos núcleos de tecido numa lâmina de vidro.

O processo baseia-se na hibridação de uma "sonda" com múltiplos ADN genómicos definidos, ADNc, marcadores de sequências expressas ou oligonucleótidos que foram "impressos" em locais específicos de uma fase sólida ou "chip". A sonda é normalmente constituída por fragmentos de cDNA produzidos por transcrição reversa do mRNA do tumor e depois marcados com um marcador fluorescente. A sonda e os cDNAs marcados são hibridizados, resultando em emissões fluorescentes vermelhas/verdes e amarelas variáveis. Estas emissões são depois analisadas por um leitor constituído por lasers de árgon e um microscópio confocal de varrimento fluorescente. A utilização da análise de imagens por computador permite a quantificação da intensidade de milhares de genes diferentes na matriz, que pode então ser comparada com a expressão em tecidos normais. A instrumentação necessária para efetuar a análise de microarranjos consiste num marcador para colocar os cDNAs num chip, um leitor com laser para detetar e medir as emissões fluorescentes e um sistema informático de imagem para registar e analisar os dados.

Os tipos de estudos que utilizaram a tecnologia de microarray incluem estudos de expressão de genes em tumores, análises funcionais de genes expressos em leveduras e mapeamento de genes para identificar loci de genes de suscetibilidade a doenças[41].

Microarrays de ácidos nucleicos

Os microarrays de ácidos nucleicos (chips genómicos) são gerados através da disposição de "sondas" de nucleótidos numa matriz de suporte e utilizam o princípio do emparelhamento específico de bases, ou seja, A--T, G--C, para se ligarem subsequentemente aos seus "alvos" complementares. São utilizadas várias tecnologias para gerar os microarrays. A matriz de suporte é geralmente uma lâmina de microscópio de vidro, mas também foram utilizadas membranas de nylon, silicone e nitrocelulose. As sondas podem ser cADN, ADN ou oligonucleótidos e são impressas na matriz de suporte por meios robóticos ou podem ser construídas diretamente na matriz por fotolitografia ou por técnicas de impressão a jato de tinta. Podem ainda ser subdivididos em três categorias:

1. microarrays de cDNA: para permitir a análise em grande escala da abundância de mRNA como indicador da expressão genética.

2. Matrizes de polimorfismo de nucleótido único (SNP) e matrizes de mutação: para detetar polimorfismo ou mutações numa população utilizando matrizes de SNP ou matrizes concebidas para detetar mutações conhecidas.

3. Microarrays de hibridação genómica comparativa (CGH): para procurar ganhos e perdas genómicas ou uma alteração no número de cópias de um determinado gene envolvido numa doença.

Os microarrays de expressão de cDNA são exemplos de arrays "transcriptómicos", enquanto os microarrays de SNP e os arrays de CGH são "arrays genómicos". Cada uma delas pode ser utilizada em diferentes contextos para analisar dezenas de milhares de sequências de ADN ou ARN num único ensaio de alta resolução[40].

<u>matrizes de cDNA</u>

A medição paralela em grande escala da expressão do ARN mensageiro de todo o genoma é possível utilizando matrizes de alta densidade de cADN ou oligonucleótidos. É efectuada a transcrição inversa do ARN extraído da amostra de teste e o ARNc derivado é marcado com um fluorocromo contrastante. A análise de fluorescência exigiu a utilização destas duas amostras-alvo, normal e tumoral, que são misturadas e incubadas com o microarray de cDNA para permitir a comparação da expressão genética de uma com a outra, utilizando sistemas sofisticados de análise de imagem. O resultado imediato de uma experiência de microarray é um catálogo de atividade transcricional para o conjunto de genes representados na grelha, permitindo o refinamento da caraterização de neoplasias e a elucidação de conjuntos de genes subjacentes a vários processos celulares. Não existem atalhos para caraterizar a patobiologia molecular de qualquer entidade patológica.

Considera-se um requisito validar os resultados individuais das experiências de microarray utilizando uma técnica "mais estabelecida", como a RT-PCR em tempo real ou a hibridação in situ. Os resultados também podem ser validados utilizando uma variedade de abordagens estatísticas. Um subconjunto de sondas da experiência original pode ser testado noutra amostra ou a experiência pode ser repetida para determinar se os efeitos diferenciais são reproduzíveis. O desempenho da reversão do corante, em que as experiências são repetidas com a reversão da marcação diferencial com fluorocromos, é defendido em algumas circunstâncias para avaliar a fidelidade de cada corante ao seu substrato. O conhecimento de que existem variantes de emenda para muitos genes pode explicar o fenómeno de múltiplos conjuntos de sondas mapeados para o mesmo gene que dão resultados de expressão aparentemente diferentes. No entanto, o fabrico personalizado de matrizes que permitem a deteção de variantes de emenda reconhece a sua presença e permite a sua quantificação de forma controlada.

A limitação do requisito de armazenamento de tecido fresco e a necessidade de quantidades consideráveis de ARN (quantidades de microgramas) são limitações significativas da tecnologia atual. Embora uma etapa de pré-amplificação do ARN possa aumentar o rendimento do ARN, existe o receio de que possa introduzir erros. Mais uma vez, a ênfase deve ser colocada na validação de cada etapa. A aplicação de microarrays de cDNA a ARN de baixa qualidade amplificado a partir de tecidos fixados em formalina e incluídos em parafina permitiria a aplicação da tecnologia a tumores raros e alargaria enormemente o potencial da tecnologia.

<u>Matrizes de SNP e matrizes de mutações</u>

À medida que o acesso aos esboços publicados do genoma humano se torna mais acessível, uma grande parte da investigação centra-se na identificação de marcadores polimórficos e na compreensão da forma como estas variações podem afetar a função biológica e estar associadas a fenótipos hereditários. Uma vez que os SNP (pronuncia-se "snips") ocorrem frequentemente em todo o genoma e tendem a ser relativamente estáveis do ponto de vista genético, servem como excelentes marcadores biológicos, fornecendo, por sua vez, ferramentas poderosas para uma variedade de estudos de genética médica.

Cada SNP tem uma posição definida num cromossoma em que os pares de bases individuais diferem entre indivíduos. A tecnologia de microarray de SNP pode ser potencialmente aplicada na análise da perda de heterozigotia (LOH), mas o seu principal significado poderá ser a determinação da suscetibilidade a doenças e a farmacogenómica, adaptando a eficácia das terapias medicamentosas actuais e novas especificamente ao indivíduo (medicina personalizada).

Será apenas uma questão de tempo até que os médicos possam rastrear a suscetibilidade dos pacientes a uma doença, analisando o seu ADN para perfis SNP específicos.

A análise de mutações é frequentemente lenta e morosa. O advento dos microarrays, que permitem detetar múltiplas mutações numa única experiência através da chamada sequenciação por hibridação, simplificará e acelerará a análise de mutações no futuro.

Este é um domínio em que a tecnologia de microarray terá um impacto real nos serviços de diagnóstico num futuro próximo. [40]

Microarray de ADN

Um microarray de ADN (também vulgarmente conhecido como chip genético ou genómico, chip de ADN ou matriz genética) é uma coleção de manchas microscópicas de ADN, normalmente representando genes individuais, dispostas numa superfície sólida por ligação covalente a matrizes quimicamente adequadas. As matrizes de ADN diferem de outros tipos de microarranjos apenas pelo facto de medirem o ADN ou utilizarem o ADN como parte do seu sistema de deteção. As medições qualitativas ou quantitativas com microarranjos de ADN utilizam a natureza selectiva da hibridação ADN-ADN ou ADN-ADN em condições de elevada estringência e a deteção baseada em fluoróforos. As matrizes de ADN são normalmente utilizadas para a determinação do perfil de expressão, ou seja, para monitorizar os níveis de expressão de milhares de genes simultaneamente, ou para a hibridação genómica comparativa. [43]

Introdução

As matrizes de ADN podem ser dispostas espacialmente, como no vulgarmente conhecido chip genético ou genómico, chip de ADN ou matriz genética, ou podem ser sequências específicas de ADN marcadas ou etiquetadas de modo a poderem ser identificadas independentemente em solução. A matriz tradicional em fase sólida é uma coleção de pontos de ADN microscópico fixados a uma superfície sólida, como vidro, plástico ou pastilha de silício. Os segmentos de ADN fixados são conhecidos como sondas (embora algumas fontes utilizem uma nomenclatura diferente, como repórteres), milhares dos quais podem ser colocados em locais conhecidos num único microarray de ADN. A tecnologia de microarranjos evoluiu a partir do Southern blotting, em que o ADN fragmentado é ligado a um substrato e depois sondado com um gene ou fragmento conhecido.

As aplicações destas matrizes incluem:

Perfil de expressão de mRNA ou de genes - A monitorização dos níveis de expressão de milhares de genes em simultâneo é relevante para muitas áreas da biologia e da medicina, como o estudo de tratamentos, doenças e fases de desenvolvimento. Por exemplo, os microarrays podem ser utilizados para identificar genes de doenças através da comparação da expressão genética em células doentes e normais Hibridação genómica comparativa (Array CGH) - Avaliação de grandes rearranjos genómicos. Matrizes de deteção de SNP - Procura de polimorfismos de nucleótidos únicos no genoma das populações.

Estudos de imunoprecipitação cromatrónica (chIP) - Determinação da ocupação dos sítios de ligação das proteínas em todo o genoma, utilizando a tecnologia ChIP-on- chip

Fabrico

As micro-matrizes podem ser fabricadas utilizando uma variedade de tecnologias, incluindo a impressão com alfinetes de ponta fina em lâminas de vidro, a fotolitografia utilizando máscaras pré-fabricadas, a fotolitografia utilizando dispositivos de microespelhos cinâmicos, a impressão a jato de tinta ou a eletroquímica em matrizes de microelectrodos.

Os microarrays podem ser utilizados para detetar RNAs que podem ou não ser traduzidos em proteínas activas. Os cientistas referem-se a este tipo de análise como "análise de expressão" ou perfil de expressão. Uma vez que podem existir dezenas de milhares de sondas distintas numa matriz, cada experiência de microarray pode realizar o número equivalente de testes genéticos em paralelo. Por conseguinte, as matrizes aceleraram gramaticalmente muitos tipos de investigação.

A utilização de microarrays para a caraterização da expressão genética foi publicada pela primeira vez em 1995 e o primeiro genoma eucariótico completo num microarray foi publicado em 1997.

Microarrays manchados

Nos microarrays marcados (ou microarrays de dois canais ou de duas cores), as sondas são oligonucleótidos, cDNA ou pequenos fragmentos ou produtos de PCR que correspondem a mRNAs e são marcados na superfície do microarrays. Este tipo de matriz é normalmente hibridizado com cDNA de duas amostras a comparar (por exemplo, tecido doente versus tecido saudável) que são marcadas com dois fluoróforos diferentes (por exemplo, rodamina (cianina 5, vermelho) e fluoresceína (cianina 3, verde)). As duas amostras são misturadas e hibridizadas num único microarray que é depois digitalizado num scanner de microarray para visualizar a fluorescência dos dois fluoróforos. As intensidades relativas de cada fluoróforo são depois utilizadas para identificar genes com regulação positiva e negativa numa análise baseada em rácios. Os níveis absolutos de expressão genética não podem ser determinados na matriz de duas cores, mas as diferenças relativas de expressão entre diferentes manchas (=genes) podem ser estimadas com algumas matrizes de oligonucleótidos. [43] **Microarrays com manchas**

Nos microarrays de oligonucleótidos (ou microarrays de canal único), as sondas são concebidas para corresponder a partes da sequência de ARNm conhecidos ou previstos. Estes microarrays fornecem estimativas do valor absoluto da expressão genética, pelo que a comparação de duas condições requer a utilização de dois microarrays separados. As matrizes de oligonucleótidos podem ser produzidas por deposição piezoeléctrica com oligonucleótidos de comprimento total ou por síntese in situ.

As matrizes longas de oligonucleótidos são compostas por 60 ou 50 mers e são produzidas por impressão a jato de tinta sobre um substrato de sílica. As matrizes curtas de oligonucleótidos são compostas por 25 ou 30 mers e são produzidas por sistema fotolitográfico (Affymetrix) num substrato de sílica ou por deposição piezoeléctrica numa matriz de acrilamida.

Microarrays de genotipagem:

Microarrays SNP

Os microarrays de ADN também podem ser utilizados para ler a sequência de um genoma em posições específicas. Os microarrays SNP são um tipo específico de microarrays de ADN utilizados para identificar a variação genética em indivíduos e em populações. As matrizes curtas de oligonucleótidos podem ser utilizadas para identificar os <u>polimorfismos de nucleótido único</u> (SNP) que se pensa serem responsáveis pela variação genética e pela origem da suscetibilidade a doenças geneticamente causadas. Geralmente designados por aplicações <u>de genotipagem</u>, os microarrays de ADN podem ser utilizados desta forma para aplicações forenses, descobrindo ou medindo rapidamente a predisposição genética para doenças ou identificando candidatos a medicamentos baseados no ADN.

Estes microarrays SNP estão também a ser utilizados para determinar o perfil de mutações somáticas no cancro, especificamente eventos <u>de perda de heterozigotia</u> e amplificações e deleções de regiões do ADN. As amplificações e deleções também podem ser detectadas utilizando a <u>hibridação genómica comparativa</u>, ou aCGH, em conjunto com microarrays, mas podem ser limitadas na deteção de <u>Polimorfismos do Número de Cópias</u> (CNPs) novais, devido à cobertura da sonda.

Foram também desenvolvidas matrizes de ressequenciação para sequenciar partes do <u>genoma</u> em indivíduos. Estas matrizes podem ser utilizadas para avaliar mutações <u>da linha germinal</u> em indivíduos ou mutações somáticas em cancros.

As matrizes de ordenação do genoma incluem oligonucleótidos sobrepostos concebidos para cobrir toda uma região genómica de interesse; muitas empresas conceberam com êxito matrizes de ordenação que cobrem cromossomas humanos inteiros.

Microarrays e bioinformática

Os valores de expressão genética das experiências de microarray podem ser representados como <u>mapas de calor</u> para visualizar o resultado da análise de dados.

Conceção experimental

Devido à complexidade biológica da expressão génica, as considerações relativas à conceção experimental são de importância crucial para se poderem tirar conclusões estatística e biologicamente válidas dos dados.

Há três elementos principais a considerar na conceção de uma experiência de microarray. Em primeiro lugar, a replicação das amostras biológicas é essencial para tirar conclusões da experiência. Em segundo lugar, as réplicas técnicas (duas amostras de ARN obtidas de cada unidade experimental) ajudam a garantir a precisão e permitem testar as diferenças dentro dos grupos de tratamento. As réplicas técnicas podem ser duas extracções independentes de ARN ou duas alíquotas da mesma extração. Em terceiro lugar, os pontos de cada clone de cADN ou oligonucleótido estão presentes, pelo menos, em duplicado na lâmina do microarray, para fornecer uma medida da precisão técnica em cada hibridação. [43]

Normalização

A falta de normalização das matrizes apresenta um problema de interoperabilidade em bioinformática, o que dificulta o intercâmbio de dados de matrizes. Vários projectos populares de fonte aberta estão a tentar facilitar o intercâmbio e a análise de dados produzidos com chips proprietários.

A lista de verificação "Minimum Information About a Microarray Experiment" (MIAME) ajuda a definir o nível de pormenor que deve existir.

O "Projeto de Controlo de Qualidade de MicroArray (MAQC)" está a ser conduzido pela FDA para desenvolver normas e métricas de controlo de qualidade que permitirão eventualmente a utilização de dados de MicroArray na descoberta de medicamentos, na prática clínica e na tomada de decisões regulamentares.

O grupo MicroArray and Gene Expression (MAGE) está a trabalhar na normalização da representação de dados de expressão genética e anotações relevantes.

Análise estatística

A análise de microarrays de ADN coloca um grande número de problemas estatísticos, incluindo a normalização dos dados.

Uma diferença básica entre a análise de dados de microarrays e muita da investigação biomédica tradicional é a dimensionalidade dos dados. Um estudo clínico de grande dimensão pode recolher 100 itens de dados por doente e milhares de doentes. Um estudo de microarray de média dimensão obterá muitos milhares de números por amostra para talvez uma centena de amostras. Muitas técnicas de análise tratam cada amostra como um único ponto num espaço com milhares de dimensões, tentando depois, através de várias técnicas, reduzir a dimensionalidade dos dados para algo que os humanos possam visualizar.

Relação entre sonda e gene

A relação entre uma sonda e o ARNm que se espera que detecte é problemática. Por um lado, alguns mRNAs podem hibridizar de forma cruzada as sondas da matriz concebidas para detetar o mRNA de um determinado gene, o que pode estar a basear-se em informações EST genómicas incorretamente associadas a esse gene. [41][43]

Aplicação:

A monitorização dos perfis de expressão genética ao nível do genoma utilizando microarrays de ADN proporciona uma abordagem única para explorar os processos biológicos subjacentes às doenças e perturbações orais, fornecendo um levantamento exaustivo do mapeamento transcricional de uma célula ou tecido. Esta tecnologia revolucionária permite a avaliação simultânea dos níveis de transcrição de dezenas de milhares de genes e da sua expressão relativa entre células normais e doentes.

medida que a análise dos dados dos microarranjos evolui, existe uma esperança generalizada de que os microarranjos tenham um impacto significativo na nossa capacidade de explorar as alterações genéticas associadas à etiologia e ao desenvolvimento das doenças, conduzindo, em última análise, à descoberta de novos biomarcadores para o diagnóstico e a previsão do prognóstico das doenças, bem como de novas ferramentas terapêuticas. [41]

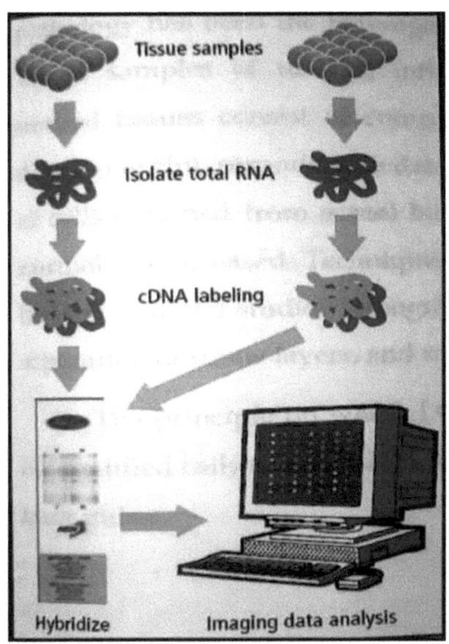

Fig. 50: Passos envolvidos na análise de microarranjos de ADN. Cada quadrado na lâmina de vidro contém 1200 loci de cDNA para um total de 4800 neste exemplo.

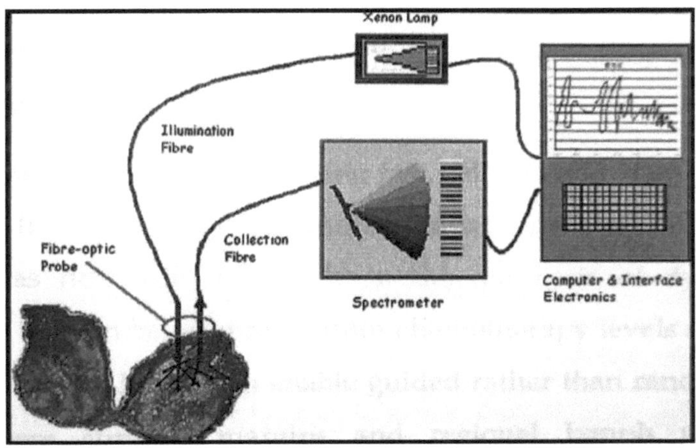

Fig. 51: (a) Um leitor de microaários de ADN computorizado apresenta as intensidades de fluorescência nos diferentes locais de interceção do

ADNc. Neste exemplo, o gene indicado pela seta amarela está marcadamente sobre-expresso em comparação com os genes a azul, (b) As variações na expressão genética ajudam a identificar padrões que podem prever o prognóstico e o resultado do tratamento. A caixa vermelha indica um grupo de genes relacionados com uma via funcional específica.

MICRODISSECÇÃO POR CAPTURA LASER (LCM)

A microdissecção por captura laser (LCM) é uma tecnologia nova e interessante para a preparação rápida de amostras de células relativamente puras a partir de secções de tecidos. A LCM foi desenvolvida nos laboratórios do National Cancer Institutes no campus do National Institutes of Health (Bethasda, Md, EUA). [33]

Em grande parte, o impulso original para esta tecnologia parece ter sido a necessidade de desenvolver bibliotecas de expressão (ou seja, colecções de ARNm de populações celulares definidas) a partir de lesões malignas e pré-malignas.

Uma das principais limitações da aplicação da biologia molecular à patologia tem sido a natureza heterogénea das amostras de tecido disponíveis. As amostras de tecidos de tumores, lesões inflamatórias, infecções e mesmo tecidos normais são constituídas por misturas complexas e heterogéneas de células. Para desenvolver dados úteis e reprodutíveis, é desejável estudar populações puras de células obtidas a partir de amostras reais de biópsia ou autópsia de tecidos, tanto normais como doentes. As técnicas disponíveis para abordar este problema incluem estudos em animais, zenoenxertos, culturas de células, citometria de fluxo, separação enzimática de camadas de tecido e microdissecção. [33]

O princípio em que se baseia a LCM é a adesão preferencial de células identificadas a uma membrana plástica activada por um impulso de laser infravermelho de baixa energia.

O aparelho completo é constituído pelos seguintes elementos:

    (1) Microscópio invertido,

    (2) Díodo laser de infravermelhos,

    (3) Controlos laser,

    (4) Plataforma de microscópio controlada por joysticks,

    (5) Deslizar o imobilizador por vácuo,

(6)   Câmara de dispositivo de acoplamento carregado,

(7)   Monitor a cores, e

(8) Membrana termoplástica para transferência de células - aproximadamente 6 mm de diâmetro, montada numa tampa opticamente transparente que se adapta a tubos de microcentrifugação normais de 0,5 ml para análise posterior.

Um braço de transporte mecânico, no qual está suspensa a tampa, que é colocada na área de interesse dentro de uma secção desidratada. As células a estudar são visualizadas através de um microscópio e a área é selecionada utilizando um feixe de posicionamento. Em seguida, inicia-se a ativação do laser e segue-se a fusão focal da membrana plástica. As células aderem à membrana em vez de aderirem à lâmina de vidro e podem então ser levantadas levantando a tampa. As células aderentes são então transferidas para um tubo de microcentrifugação contendo reagentes e tampões adequados. Os baixos níveis de energia do laser resultam num aumento modesto da temperatura que não degrada o ADN, o ARN ou as proteínas de interesse .[6]

O método é rápido, preciso e adaptável a uma vasta gama de tecidos e moléculas a estudar. Tanto o tecido deixado para trás como o tecido recuperado podem ser identificados e a morfologia de ambos é excelente. É possível obter um grande número de células bem caracterizadas em poucos minutos. Os novos operadores podem aprender rapidamente o método, embora a experiência histológica seja extremamente importante. Pode ser utilizado material fresco ou arquivado, embora os resultados de secções de tecido coradas possam ser difíceis e, por vezes, impossíveis de interpretar. O tamanho mínimo do ponto de laser é de aproximadamente 7,5 µm, o que torna difícil - embora não impossível - o isolamento de células individuais. Existe também o risco de contaminação de células adjacentes, mesmo com uma microdissecção a laser cuidadosa ou durante a transferência de tecidos para o tubo de microcentrifugação.

As aplicações da microdissecção em patologia são inúmeras. Alguns exemplos incluem a obtenção de populações de células puras a partir de tecidos frescos, congelados ou fixados e de amostras citológicas para análise genética molecular do ADN; estudos de expressão genética envolvendo ARNm, tais como RTPCR; e imunohistoquímica ou imunofluorescência combinadas para melhor identificar as células para análise do ARNm. Outros estudos combinaram caraterísticas de imunofluorescência de núcleos de secções de parafina. Na investigação de doenças orais, a LCM foi utilizada para identificar genes de imunoglobulina em células plasmáticas das glândulas salivares e para estudar a expressão de genes relacionados com a diferenciação e o crescimento no cancro oral.

NO CANCRO ORAL:

Recentemente, a LCM é utilizada para isolar o ADN de populações relativamente puras de células epiteliais orais pré-neoplásicas e neoplásicas, a partir de biópsias processadas por rotina, fornecendo novos conhecimentos sobre a mutação do gene p53, a amplificação do gene da ciclina Dl e a perda de heterozigotia (perda de um alelo de um gene quando ambos os alelos não são idênticos) no desenvolvimento do cancro oral.

A LCM também nos permitiu caraterizar deleções homozigóticas (perda de ambos os alelos de um gene; um mecanismo para inativar alguns genes supressores de tumor) de exões do gene CDKN2A, que codifica a proteína pl6INK4A em displasias e carcinomas orais sequenciais. Estas alterações genéticas seriam indetectáveis numa população de células normais e tumorais.

A abordagem LCM não tem muitos anos e a sua aplicação à patologia oral é, até à data, rara. No entanto, parece razoável caraterizar esta abordagem como um dos desenvolvimentos mais interessantes em patologia de investigação numa geração - e um que tem potencial para ajudar a responder a muitas questões pendentes no nosso campo. [41][43]

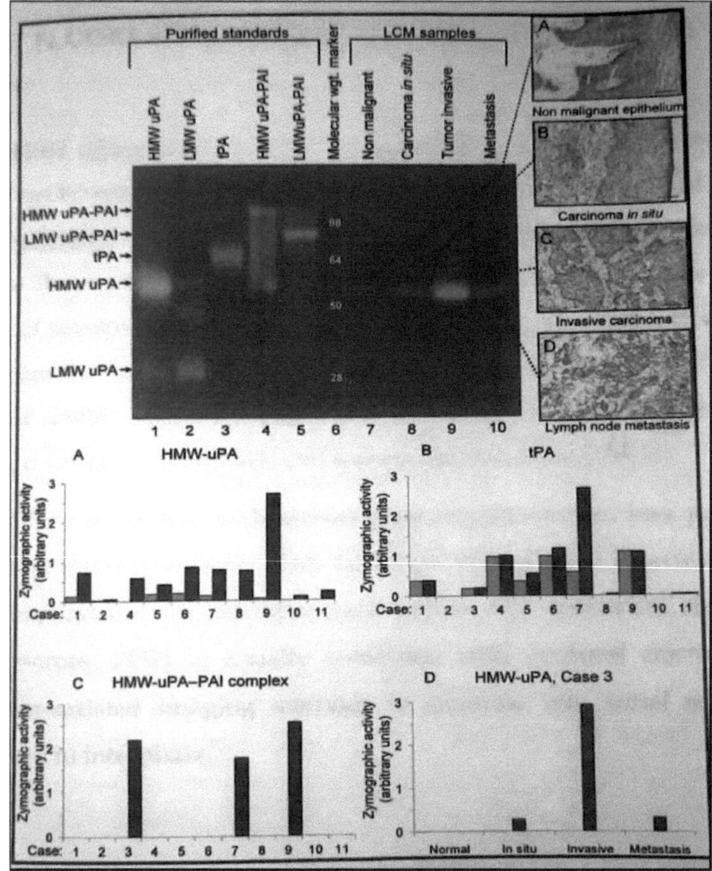

Fig. 52: Deteção de complexos uPA, tPA e uPA-PAI-1 em carcinoma espinocelular oral e do laringe por LCM combinado com zimografia de plasminogénio-caseína. (A) Exemplo representativo da atividade zimográfica em lisados proteicos gerados a partir de tecido produzido por LCM a partir de epitélio oral não maligno adjacente (painel A e pista 7), carcimona in situ (painel B e pista 8), carcinoma invasivo (painel C e pista 9) e metástases em gânglios linfáticos (painel D e pista 10). Painéis A-D: secções de tecido coradas com hematoxilina e eosina imediatamente antes do procedimento LCM. Pistas 15purificaram padrões: Pista 1, HMW-uPA (63 pg); Pista 5, complexos LMW-uPA-PAI-1 (13 pg); Pista 6, padrões de peso molecular (kDa). Barras em A-D 100 lm. (B) Estimativa dos níveis relativos de complexos uPA (A e D), tPA (B) e uPA-PAI-1 (C) em amostras de tecido obtidas por LCM com base na clarificação ótica das zonas de lise zimográfica. Barras cinzentas: tecido adjacente não maligno;

barras pretas: tecido tumoral.

HIBRIDAÇÃO IN SITU FLUORESCENTE (PEIXES)

A FISH (hibridação in situ fluorescente) é uma técnica citogenética que pode ser utilizada para detetar e localizar a presença ou ausência de sequências de ADN específicas nos cromossomas. Utiliza sondas fluorescentes que se ligam apenas às partes do cromossoma com as quais apresentam um elevado grau de semelhança de sequência. A microscopia de fluorescência pode ser utilizada para determinar onde a sonda fluorescente se ligou ao cromossoma. A FISH é frequentemente utilizada para encontrar caraterísticas específicas no ADN. Estas caraterísticas podem ser utilizadas no aconselhamento genético, na medicina e na identificação de espécies. [40][41]

A FISH pode ser utilizada para determinar a amplificação ou perda de genes, realizada em células em interfase, onde esta técnica é útil para determinar a amplificação de genes através de cópias múltiplas de genes e alterações numéricas nos cromossomas. A FISH é geralmente combinada com a microscopia confocal, um método de imagem assistido por computador para examinar secções seriadas finas de células inteiras em interfase.

Sondas

As sondas são frequentemente derivadas de fragmentos de ADN que foram isolados, purificados e amplificados para utilização no Projeto Genoma Humano. O tamanho do genoma humano é tão grande em comparação com o comprimento que poderia ser sequenciado diretamente que foi necessário dividir o genoma em fragmentos. Os fragmentos foram adicionados a uma estrutura que tornou possível a utilização de bactérias para replicar os fragmentos. Os fragmentos foram ordenados através da análise da separação por exclusão de tamanho dos fragmentos digeridos enzimaticamente. As populações clonais de bactérias, cada população mantendo um único cromossoma artificial, estão armazenadas em vários laboratórios em todo o mundo. Os cromossomas artificiais (BAC) podem ser cultivados, extraídos e marcados em qualquer laboratório. Estes fragmentos são da ordem de 100 mil pares de bases, e são a base para a maioria das sondas de FISH.

Preparação e processo de hibridação

Em primeiro lugar, é construída uma sonda. A sonda tem de ser suficientemente longa para hibridar especificamente com o seu alvo (e não com sequências semelhantes no genoma), mas não demasiado grande para impedir o processo de hibridação, e deve ser marcada diretamente com fluoróforos, com alvos para anticorpos ou com biotina. Este processo pode ser efectuado de várias formas, por exemplo, tradução por nick e PCR utilizando nucleótidos marcados.

Em seguida, é produzida uma preparação de cromossomas em interfase ou metáfase. Os cromossomas estão firmemente fixados ao substrato, geralmente vidro. As sequências repetitivas de ADN devem ser bloqueadas através da adição de fragmentos curtos de ADN à amostra. A sonda é então aplicada ao ADN do cromossoma e incubada durante cerca de 12 horas enquanto hibridiza. Vários resultados são então visualizados e quantificados utilizando um microscópio capaz de excitar o corante e registar imagens.

Se o sinal fluorescente for fraco, pode ser necessário amplificar o sinal para ultrapassar o limiar de deteção do microscópio. A intensidade do sinal depende de muitos factores; a eficiência da marcação da sonda, o tipo de sonda e o tipo de corante afectam o sinal fluorescente. Os anticorpos marcados fluorescentemente ou a estreptavidina são ligados à molécula do corante. Estes componentes secundários são selecionados de modo a terem um sinal forte.

PEIXE de fibras

Uma alternativa às preparações em interfase ou metáfase, a FISH em fibra, os cromossomas metafásicos são fixados a uma lâmina de modo a ficarem esticados em linha reta, em vez de ficarem firmemente enrolados, como na FISH convencional, ou adoptarem uma conformação aleatória, como na interfase da lâmina; quer a células que foram fixadas à lâmina e depois <u>lisadas,</u> quer a uma solução de ADN purificado. Uma técnica conhecida como <u>combinação de cromossomas</u> é cada vez mais utilizada para este fim.

A confirmação alargada dos cromossomas permite uma resolução dramaticamente mais elevada - mesmo até alguns <u>quilobases</u>. A preparação de amostras de FISH em fibra, embora concetualmente simples, é uma arte bastante hábil, e apenas laboratórios especializados utilizam a técnica de forma rotineira. [41 ∏]43

Cariations on Probes and Analysis

A FISH é uma técnica muito geral. É frequentemente dividida de forma arbitrária em categorias mais específicas com base na aplicação, mas cada categoria é semelhante no sentido em que, do ponto de vista químico, a técnica é a mesma; a hibridação é o denominador comum. As diferenças entre as várias técnicas de FISH devem-se geralmente à construção e ao conteúdo da sonda de ADN marcada com fluorescência. O tamanho, a sobreposição, a cor e a mistura das sondas tornam possíveis todas as técnicas de FISH.

O tamanho das sondas é importante porque as sondas mais longas hibridizam mais especificamente do que as sondas mais curtas. A sobreposição define a resolução das caraterísticas detectáveis. Se o objetivo de uma experiência for detetar o ponto de rutura de uma <u>translocação,</u> então a sobreposição das sondas - o grau em que uma sequência de ADN está contida nas sondas adjacentes - define a janela mínima em que ocorre o ponto de rutura.

A mistura de sondas determina o tipo de caraterística que a sonda pode detetar. As sondas que hibridizam ao longo de todo um cromossoma são utilizadas para contar o número de um determinado cromossoma, mostrar translocações ou identificar fragmentos extra-cromossómicos de <u>cromatina</u>. Isto é frequentemente designado por "pintura de todo o cromossoma". Se forem utilizadas todas as sondas possíveis, todos os cromossomas (essencialmente todo o genoma) serão marcados com fluorescência, o que não seria particularmente útil para determinar caraterísticas de sequências individuais. É possível criar uma mistura de sondas mais pequenas que são específicas de uma determinada região (locus) do ADN; estas misturas são utilizadas para detetar <u>mutações de deleção</u>. Quando combinada com uma cor específica, uma mistura de sondas <u>específicas do locus</u> é utilizada para detetar translocações muito específicas. As misturas de sondas específicas de locus são frequentemente utilizadas para contar cromossomas, ligando-se às regiões centroméricas dos cromossomas, que são suficientemente únicas para identificar cada cromossoma (com exceção dos <u>cromossomas 13, 1421 e 22</u>).

Aplicações no cancro oral

A hibridização in situ por fluorescência (FISH), utilizando um clone BAC específico para o gene da ciclina Dl (CCNDl), foi efectuada em amostras obtidas por biópsia aspirativa com agulha fina (FNAB) de 50 doentes com carcinomas espinocelulares orais primários (OSCCs).

A aberração numérica CCNDl é útil como um indicador de prognóstico independente da classificação TNM e como um indicador que ajuda a determinar o tratamento adequado para os doentes com CCEO.

A análise da aberração numérica CCNDl utilizando FISH em FNABs pode ser um método útil e prático para prever tumores agressivos, recorrência e resultados clínicos em doentes com CCEO.

A hibridação in situ por fluorescência (FISH), que utiliza sondas específicas geradas por clonagem de vectores em amplificação in vitro e marcadas com corantes fluorescentes, permite a **deteção de alterações genéticas (aberrações cromossómicas) em células em interfase.**

Esta técnica, também designada **por "citogenética interfásica",** pode ser realizada em preparações citológicas, bem como em secções de tecido fixadas em formaldeído e incluídas em parafina. Na investigação e no diagnóstico do cancro, a citogenética interfásica por FISH é utilizada para detetar alterações cromossómicas numéricas e aberrações estruturais, por exemplo, translocações, deleções ou amplificações [41]. [41]

CITOMETRIA DE FLUXO

A citometria de fluxo é um método importante utilizado para analisar a cinética celular (a distribuição das células em diferentes fases do ciclo celular) e a expressão proteica em células normais e tumorais.

Para a determinação da cinética celular, a citometria de fluxo oferece muitas vantagens em relação à autoradiografia, incluindo a rapidez e a automatização. Além disso, um grande número de células pode ser analisado rapidamente, fornecendo um perfil de distribuição de vários milhares de células de uma só vez. Permite a análise de tecidos quando preparados como uma suspensão de uma única célula corada com um corante fluorescente de ligação ao ADN. A quantidade de fluorescência corresponde à quantidade de ADN presente na célula. As células marcadas são então dirigidas, em fila indiana, ao longo de uma coluna carregada através de um feixe laser, que excita o corante fluorescente ligado à célula. As emissões fluorescentes das células excitadas são então recolhidas por um detetor de fluorescência e analisadas. O tamanho das células também pode ser detectado utilizando dados da dispersão direta do laser de excitação que passa através do fluxo de células individuais. [40][43][41]

Foram utilizados vários corantes diferentes na citometria de fluxo, incluindo o brometo de etídio, o iodeto de propídio, o laranja de acridina, a mitramicina e o Hoeschst 33342. O laranja de acridina é particularmente útil porque permite a separação de células com base na quantidade de ADN de cadeia dupla (fluorescência verde) e de ARN de cadeia simples (fluorescência vermelha). A maioria dos corantes exige a fixação da célula, mas alguns corantes, como o Hoeschst 33342, ligam-se a células viáveis. Podem também ser utilizados anticorpos marcados com fluorescência que se ligam a proteínas celulares específicas, que podem ser detectadas quando as células passam através do laser.

A citometria de fluxo pode ser utilizada para fornecer informações sobre a distribuição das células no ciclo celular com base na proporção com ADN (fases GO e Gl) e (fases G2 e M), e conteúdo intermédio de ADN (fase S). A modelação por computador pode então gerar um perfil de todas as células e a proporção em cada fase do ciclo celular.

Esta técnica pode ser aplicada ao estudo de células obtidas a partir de blocos de parafina. Hedley et al, em 1983, descreveram uma técnica em que se cortam secções espessas (ou seja, 30^{Um}) de blocos de tecido e se preparam suspensões de células individuais por incubação das secções numa solução proteolítica, sendo depois as células coradas. Este método é particularmente útil para o estudo retrospetivo de células em material de arquivo.

Pode ser utilizada para definir os perfis de expressão de proteínas em células tumorais, incluindo factores de crescimento, produtos proteicos de oncogenes e marcadores de resistência a medicamentos, como a glicoproteína-P.

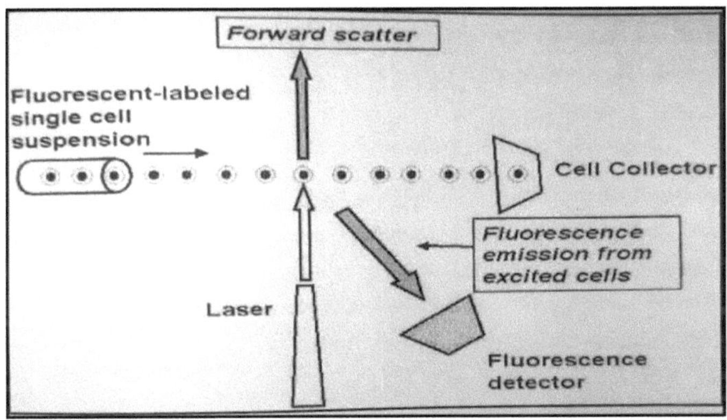

Fig. 53

Princípio da citometria de fluxo e da seleção de células:

As células individuais são coradas com um corante fluorescente cuja incorporação é proporcional à quantidade de ADN presente. As células são então passadas ao longo de uma coluna carregada através de um feixe de laser. A quantidade de fluorescência é medida para determinar a proporção de células em diferentes fases do ciclo celular, e a quantidade de dispersão para a frente mede o volume celular. A utilização de anticorpos marcados também permite a determinação do perfil de expressão de diferentes proteínas numa célula.

A citometria de fluxo tem a vantagem da rapidez e da precisão estatística. Tipicamente, 10.000-100.000 células e núcleos podem ser analisados em poucos minutos.

MÉTODOS DE SEQUENCIAÇÃO DE ADN

A descrição mais precisa de um gene é a delineação das suas sequências nucleotídicas. Como é necessário um evento mutacional para a inativação da maioria dos genes supressores de tumores, o objetivo de muitos estudos de tumores é a determinação da sua sequência. Foram desenvolvidos dois métodos para sequenciar o ADN.

Em 1977, Maxam e Gilbert descreveram um método que envolve a degradação química de ADN marcado radioisotopicamente em locais susceptíveis que são analisados por eletroforese em gel. Atualmente, a maior parte dos métodos de sequenciação manual e automatizada baseiam-se no método descrito por Sanger et al, que assenta na geração de ADN complementar de cadeia simples utilizando a ADN polimerase.

Neste processo são preparadas misturas, cada uma contendo DNA polimerase e todos os trifosfatos de desoxinucleótidos (dATP, dCTP, dGTP, dTTP). Um dos precursores nucleotídicos é marcado com um marcador radioativo ou fluorescente em cada mistura. Além disso, cada uma das quatro misturas de reação contém também uma quantidade limite de um desoxinucleótido que, quando incorporado no ADN, provoca a terminação prematura da cadeia.

Por conseguinte, no tubo de reação que contém ddGTP, o nucleótido será adicionado à cadeia complementar até que seja adicionado um ddGTP. Quando isto acontece, o alongamento da cadeia cessa porque o ddGTP não possui o grupo 3 hidroxilo necessário para a adição subsequente de nucleótidos. Assim, a mistura do tubo de reação que contém o ddGTP irá gerar múltiplas cadeias de ADN de vários comprimentos, todas terminando em posições onde o ddGTP foi incorporado. O conteúdo de cada tubo é separado individualmente por meio de eletroforese em gel, correspondendo cada banda produzida ao tamanho dos fragmentos de ADN de terminação.

Atualmente, este processo é muitas vezes automatizado, utilizando nucleótidos marcados com fluorescência, lidos por um laser durante a passagem pelo gel de sequenciação por eletroforese. Os métodos mais rápidos disponíveis envolvem a análise da sequenciação por eletroforese capilar, em que pequenos tubos de fibra ótica de vidro, paralelos, contêm um meio de peneiração especial de poliacrilamida para a separação de fragmentos de ADN marcados com fluorescência gerados pela reação de sequenciação, [43 ∏ h4

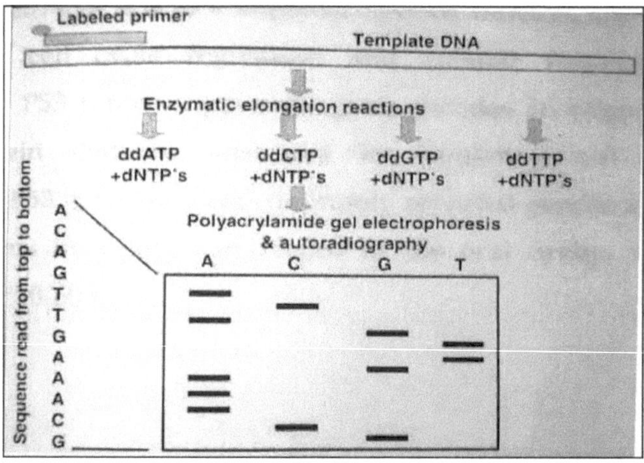

Fig. 54

A sequenciação de ADN requer um modelo de ADN e um iniciador marcado numa das extremidades da região a sequenciar. São preparadas quatro misturas, cada uma contendo a enzima DNA polimerase e os nucleótidos (dATP, dCTP, dTTP e dGTP). Cada uma das 4 reacções contém também uma quantidade limitante de um dideoxinucleótido (ddATP, ddCTP, ddTTP ou ddGTP). Quando um didesoxinucleótido é adicionado, o alongamento da cadeia cessa. Por conseguinte, no tubo de reação que contém o ddGTP, serão adicionados nucleótidos que incluem o dGTP. O conteúdo de cada um dos 4 tubos é então separado em 4 pistas por eletroforese em gel, e são produzidas bandas correspondentes ao tamanho dos fragmentos terminados. A sequência é então lida de cima para baixo, de modo que, neste gel, a sequência é ACAGTTGAAACG.

Aplicação no cancro oral:

Os métodos de sequenciação do ADN têm sido utilizados para caraterizar os fenómenos de mutação tanto no cancro como no pré-cancro. O gene P53 codifica uma fosfoproteína nuclear que actua como um fator de transcrição específico da sequência e está envolvido na regulação do ciclo celular e nas respostas celulares a danos no ADN. O gene supressor de tumores P53 codifica uma fosfoproteína nuclear oligomérica que é importante na regulação da proliferação celular. As mutações no gene P53 são a anomalia genética mais comum nos cancros humanos, incluindo os carcinomas da cavidade oral, com uma prevalência de 30-60%.

Atrasos no diagnóstico

Factores associados ao atraso no diagnóstico do carcinoma espinocelular oral

O diagnóstico e o tratamento precoces do cancro são essenciais para se conseguir um bom prognóstico, uma vez que o atraso no diagnóstico dificulta ou impossibilita geralmente o tratamento.

É o caso dos doentes com cancro da boca. A maioria dos doentes com cancro oral visita inicialmente um dentista ou um médico com queixas de sintomas ou sinais na região oral e maxilofacial, é encaminhada para um instituto profissional e recebe o diagnóstico definitivo de um especialista.

Este processo é composto por quatro etapas:

O primeiro vai desde o aparecimento de sintomas ou sinais associados ao cancro até à visita a um centro médico;

A segunda é desde a visita inicial até à receção de uma carta de encaminhamento pelos doentes;

A terceira é entre a receção da carta e uma visita ao instituto profissional;

A quarta é da visita até à determinação do diagnóstico definitivo.

A duração da primeira e da terceira etapas depende dos próprios doentes e a segunda e a quarta etapas dependem dos profissionais.

Classificando ainda os profissionais em profissional inicial e especialista, a segunda etapa diz respeito ao primeiro e a quarta ao segundo. Quando uma ou mais etapas do processo não correm bem, ocorre um atraso no diagnóstico do cancro oral.

A educação dos pacientes em relação ao cancro oral e os exames profissionais periódicos são necessários para reduzir o atraso no diagnóstico que depende dos pacientes, e que um reforço da capacidade de diagnóstico, em particular para tumores de pequenas dimensões e lesões ulcerativas, seria importante para os profissionais médicos iniciais para reduzir o atraso atribuível aos dentistas e médicos.

Resumo

RESUMO E CAMINHO A SEGUIR.........

A Organização Mundial de Saúde identificou claramente a prevenção e a deteção precoce como os principais objectivos na batalha para controlar a incidência do cancro oral em todo o mundo[14][43].

A prevenção e a deteção precoce do CCEO e das suas fases intra-epiteliais pré-invasivas ainda se baseiam, em grande parte, no exame visual da boca, embora tenham sido testadas várias técnicas moleculares, que representam provavelmente o objetivo final da investigação do cancro oral. Um ensaio controlado e aleatório de 9 anos demonstrou que o rastreio através do exame visual da mucosa oral sob luz branca é eficaz na redução da mortalidade em indivíduos expostos a factores de risco. No entanto, sabe-se que o exame visual simples é limitado pela interpretação subjectiva e pela potencial, embora rara, ocorrência de displasia e de CCEO precoce em áreas de mucosa oral de aspeto normal. Consequentemente, foram sugeridas técnicas adjuvantes para aumentar a nossa capacidade de diferenciação entre anomalias benignas e alterações displásicas/malignas, bem como para identificar áreas de displasia/coronavírus precoce que não são visíveis a olho nu.

A quimiluminescência e a autofluorescência são duas técnicas relativamente novas que têm sido investigadas com resultados variáveis. Os estudos disponíveis mostraram resultados promissores, mas ainda não existem provas claras e fortes que sustentem a sua eficácia. As principais limitações incluem a análise de amostras de pequena dimensão, a falta de ensaios clínicos metodologicamente sólidos, a utilização insuficiente do mapeamento histológico e molecular da mucosa opticamente alterada, a necessidade de uma análise mais pormenorizada dos factores que podem afetar as qualidades ópticas da mucosa oral (por exemplo, inflamação, quimioterapia ou radioterapia prévias) e também a comparação direta com outros métodos de deteção.

O azul de toluidina tem sido utilizado pelos clínicos há muitos anos, mas ainda falta uma demonstração clara das indicações e limitações da TB, bem como provas sólidas de ensaios clínicos metodologicamente sólidos.

A biopsia com escova é outro exemplo de uma nova técnica de diagnóstico promissora que, infelizmente, não foi apoiada por provas sólidas.

Foram realizados ensaios clínicos mas, na maioria dos casos, os resultados devem ser lidos com cautela devido a preconceitos, variações nos objectivos da investigação e inconsistências metodológicas.

Atualmente, a utilização destas técnicas na prática clínica é largamente anedótica e destina-se principalmente a ajudar os clínicos experientes a melhorar a sua capacidade de detetar displasia e CCEO precoce em indivíduos de alto risco que frequentam centros secundários e terciários. Além disso, os cirurgiões experientes utilizam algumas das ajudas ópticas descritas para melhorar a identificação das margens e extensões de uma lesão no contexto operatório, embora não se saiba qual o impacto que estas técnicas têm na sobrevivência de um doente e no risco de recorrência da doença.

É necessária mais investigação com objectivos claros, coortes populacionais bem definidas e uma metodologia sólida antes de se apoiar a utilização extensiva de meios auxiliares de diagnóstico do cancro oral, tanto em ambientes primários como especializados.

No futuro, o patologista continuará a desempenhar um papel central no diagnóstico e o arsenal de rotina de testes de diagnóstico incluirá muitos dos avanços aqui discutidos.

Assim, estas alterações irão provavelmente melhorar a compreensão das doenças que afectam a cabeça e o pescoço e a capacidade do patologista para efetuar o diagnóstico [43][14

Durante a última década, a ênfase em oncologia foi colocada na incorporação da ferramenta genómica na investigação oncológica e agora, na era pós-genómica, há um forte impulso para incorporar as tecnologias proteómicas na investigação oncológica.

Com a sequenciação do genoma humano, muitas empresas de biotecnologia estão a aventurar-se no domínio da Operómica, com o objetivo de aplicar estes conhecimentos na descoberta de medicamentos anticancerígenos e no diagnóstico molecular do cancro.

A operómica, uma abordagem que integra a genómica, a transcriptómica e a proteómica para a caraterização dos tecidos tumorais, está a ser estudada para a classificação molecular dos tumores e a identificação de marcadores para a deteção precoce do cancro. O National Cancer Institute (NCI) iniciou também o Cancer Genome Anatomy Project (CGAP) com o objetivo de obter uma caraterização molecular exaustiva das células normais, pré-cancerosas e malignas, a fim de criar uma infraestrutura de informação completa sobre os genes expressos durante o desenvolvimento do cancro[7].

Bibliografia

1. "Dicionário de Etimologia Online".

2. "Dicionário de Etimologia em linha" Edwin Smith papyrus,
    Enciclopédia Britânica
    "http://en.wikipedia.org/ wiki/Medical_diagnosis

3. "http://en.wikipedia.org/wiki/Surgical   patologia   "Categorias:
    Patologia anatómica

4. Regezi, Histopatologia encontra Patologia Molecular; ORAL
    SURGERY ORAL MEDICINE ORAL PATHOLOGY Vol. 92 No. 6
    December 2001; pg 589.

5. Sociedade Americana do Cancro: Factos e números sobre o cancro.
    2005. http://www.cancer.org/docroot/STT/stt O.asp

6. Mark W. Lingen et.alAvaliação crítica dos meios auxiliares de
    diagnóstico para a deteção de cancro oral Oral Oncol. 2008 janeiro ;
    44(1): 10-22.

r7. Jatin K. Nagpal Oral cancer: reviewing the present understanding of
    its molecular mechanism and exploring the future diretions for its
    effective management. Oral Oncology 39 (2003) 213-221.

8. Harsh Mohan ; Textbook of Pathology, 5th edition, pg.

9. Robert B Morris , Strategies in Dental Diagnosis and Treatment
    Planning, Dunitz pub, pg 41-47.

I O-Vishtasb Bruomand et. al ;Evaluation & staging of Oral Cancer; Oral
    Maxillofacial Surg Clin N America 18(2006) ; 435-444.

11. Brad W. Neville et al. ,Oral & Maxillofacial Pathology:2nd edi; pg 345-359.

12. Crispian Scully, Stephen Porter :ABC do cancro oral: BMJ VOLUME 321,2000 Bmj.com ,pg97-100

13. John R Kalmar ; Advances in Detection and Diagnosis of Oral Precancerous and Cancerous Lesions (Avanços na deteção e diagnóstico de lesões orais pré-cancerosas e cancerosas); Oral Maxillofacial Surg Clin N America 18(2006) ; 465-82.

14. StefanoFedel: Meios auxiliares de diagnóstico na despistagem do cancro oral;
Head & Neck Oncology 2009,1:5.
http://www.headandneckoncology.Org/content/1/1/5

15. T.W.J. Poate: An audit of the efficacy of the oral brush biopsy technique; Oral Oncology (2004) 40 829-834.

16. JamesT. Helsper, M.D.: Técnicas de coloração;Testes de rastreio do cancro oral;http://caonline.amcancersoc.org

17. Joel B. Epstein: The utility of toluidine blue application as a diagnostic aid in patients previously treated for upper oropharyngeal carcinoma; (Oral Surg Oral Med Oral Pathol Oral Radiol Endod 1997;83:537-47).

1 8.Onofre, Sposto, and Navarro Toluidine Blue ORAL SURGERY ORAL MEDICINE ORAL ORAL PATHOLOGY ; Volume 91, Número 5;537

1 9.Sergio Gandolfo: Captação de azul de toluidina em lesões orais potencialmente malignas in vivo: Avaliação clínica e histológica; Oral

Oncology (2006) 42, 89-95

20. http//.www.velscope/ Tissue Abnormality, Early Detection.com

21. Clinical Policy Bulletin : Sistemas de identificação de lesões orais: http/www.aetna.com/oral sistemas de identificação.

2 2.Swinson, REVIEW Optical techniques in diagnosis of head and neck Malignancy: Oral Oncology (2006) 42, 221-228.

23. Aulino et al ;Imaging of Oral Cavity Squamous Cell Carcinoma; Oral Maxillofacial Surg Clin N America 18(2006) ; 458.

24. Robert P. Takes ; REVIEW-Staging of the neck in patients with head and neck squamous cell cancer: Técnicas de imagiologia e biomarcadores ;Oral Oncology (2004) 40 656-667.

25. JohnR Kalmar; Advances in DetectionAnd Diagnosis of Oral Cancer; Oral Maxillofacial Surg Clin N America 18(2006) ; 458.

26. K.T. Pitman et al. Sentinel lymph node biopsy in head and neck cancer ; Oral Oncology 39 (2003) 343-349.

27. Rosai, Ackerman's Pathology 5th edi pub pg 29-35

28. Kenneth O. Devaney: REVIEW EDITORIAL The language of surgical pathology - a precis for the head and neck surgeon Oral Oncology (2004) 40: 233-235.

29. Erin Brender; Alison Burke; Richard M. Glass JAMA. 2005;294(24):3200.

30. Cawson et al ; Oral Disease mosby pub;3edi,pg 15-14

31. Annerothe et al :Sistema de revisão da classificação de malignidade em CCEO; Scand J Dent Res 1987:95;229-49.

32. Julia A. WoolgarPrognosticadores histopatológicos em OSCC; Oral Oncology (2006) 42, 229-239.

33. Damjenov et al: Anderson's Pathology: Mosby pub vol 1 10th edi.

34. http//.www.electronmicroscopy/cancer.com

35. Cameron e Toner, 1998; Al-Sarrajet al., 2001 JADA.org

36. http//.www. ihc /procedure/protocol.dakocytomation.com

37. David T. Wong, Diagnóstico salivar alimentado por nanotecnologias, proteómica e genómica JADA, Vol. 137 http://jada.ada.org março de 2006 313.

38. Ravi Mehrotra:Aplicação da citologia e da biologia molecular no diagnóstico de lesões orais pré-malignas ou malignas:Mol Cancer. 2006; 5:11.

39. http://www.pubmedcentral.nih.gov/articlerender.fcgi7artid=144 8188

40. CANCER; Principles and Practice OF Oncology;7th edition

41. B. Mognetti, F. Di Carlo, G.N. Berta Oral Oncology (2006) 42, 448460 Jordan et alAdvanced diagnostic methods in oral and maxillofacial pathology. Parte I: Métodos moleculares (Oral Surg Oral Med Oral Pathol Oral Radiol Endod 2001;92:650-69).

42. C. Garnis et al. Oral Oncology (2004) 40 511-519.

43. Jordan et alMétodos de diagnóstico avançados em patologia oral e maxilofacial. Parte II: Métodos moleculares (Oral Surg Oral Med Oral Pathol Oral Radiol Endod 2002;93:56-74).

44. Kojiro Onizawa et al ; factores associados a atrasos de diagnóstico; Oral Oncology (2003) 39 781-788.

45. WP.Kuo: Aplicações da Genómica Oral de http://adr.sagepub.com

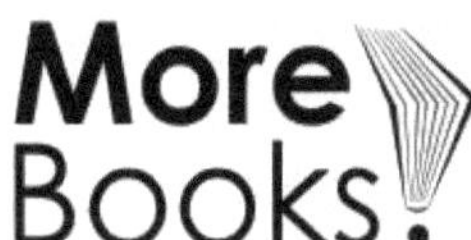

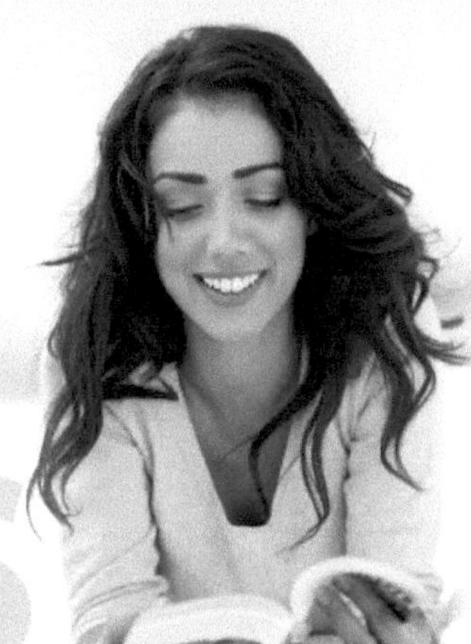

yes
I want morebooks!

Buy your books fast and straightforward online - at one of world's fastest growing online book stores! Environmentally sound due to Print-on-Demand technologies.

Buy your books online at
www.morebooks.shop

Compre os seus livros mais rápido e diretamente na internet, em uma das livrarias on-line com o maior crescimento no mundo! Produção que protege o meio ambiente através das tecnologias de impressão sob demanda.

Compre os seus livros on-line em
www.morebooks.shop

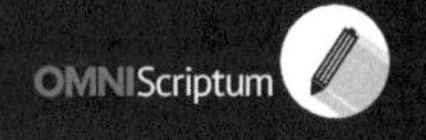

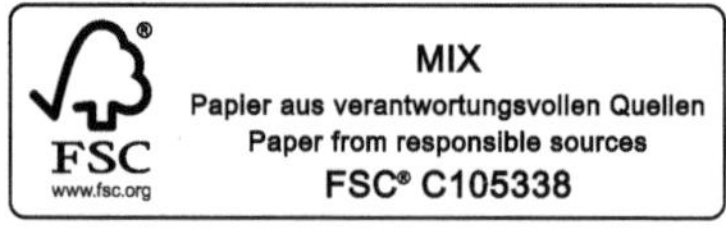

Printed by Books on Demand GmbH, Norderstedt / Germany